综合性医院健康管理创新与实践

主 审◎邹福生

主 编◎段瑞华 谭晓东 彭淑珍

华中科技大学出版社
http://www.hustp.com
中国·武汉

内 容 简 介

湖北省在全国范围内率先开展健康管理试点工作,"黄陂模式"经过探索和实践已经初有成效并多次在国家级、世界级大会上分享学习,为推动我省、我国的健康管理事业做出了贡献。本书主要根据践行"黄陂模式"过程中的创新经验,结合了当今前沿的健康管理理论,将综合性医院健康管理的工作流程化和系统化。全书主要内容分为三章,分别为健康管理的发展、黄陂区人民医院的健康管理创新、黄陂区人民医院健康管理项目实践。

目前专门针对基层综合性医院,介绍其健康管理工作的专业书籍很少,本书对专门从事健康管理的工作人员具有极强的指导性,是非常实用的工具书。本书对相关卫生机构决策者引导健康管理机构由规模效应主导的外延式拓展模式走向以学科建设为主的内涵式发展模式也具有积极的推动作用。

图书在版编目(CIP)数据

综合性医院健康管理创新与实践/段瑞华,谭晓东,彭淑珍主编.—武汉:华中科技大学出版社,2017.8
(2022.3重印)
ISBN 978-7-5680-3234-6

Ⅰ.①综… Ⅱ.①段…②谭…③彭… Ⅲ.①健康-卫生管理学 Ⅳ.①R19

中国版本图书馆 CIP 数据核字(2017)第 188079 号

综合性医院健康管理创新与实践 段瑞华 谭晓东 彭淑珍 主编
Zonghexing Yiyuan Jiankang Guanli Chuangxin yu Shijian

策划编辑:居 颖
责任编辑:余 琼
封面设计:原色设计
责任校对:刘 竣
责任监印:周治超
出版发行:华中科技大学出版社(中国·武汉) 电话:(027)81321913
　　　　　武汉市东湖新技术开发区华工科技园 邮编:430223
录　排:华中科技大学惠友文印中心
印　刷:武汉邮科印务有限公司
开　本:787mm×1092mm 1/16
印　张:7.5
字　数:202千字
版　次:2022年3月第1版第2次印刷
定　价:48.00元

编委会

主编简介

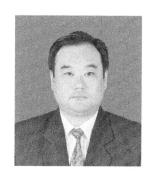

段瑞华,男,湖北省武汉市黄陂区人,华中科技大学管理学硕士,北京大学医院管理 EMBA,现任武汉市黄陂区人民医院副院长、主任医师,江汉大学硕士生导师,湖北省健康管理学会常务理事,湖北省伦理学会医学伦理学专业委员会理事,武汉市药学会医院药事管理专业委员会委员,武汉市医学会理事会理事,武汉市医院协会医院经营管理专业委员会常委委员,武汉市医学会医疗器械专业委员会委员,武汉市医院协会自律与维权委员会委员。他是湖北省健康管理试点区——黄陂区健康管理工作的重要组织者、黄陂区健康管理联合体的主要领导者之一,先后编撰了《新编临床普通外科疾病诊疗》《健康管理理论与实践》等专著,发表论文 40 余篇,其中北大核心期刊10 余篇,参与国家科技支撑计划项目——社区脑卒中预防与控制适宜技术研究、国家心血管病高危人群早期筛查与综合干预项目、国家 H 型高血压健康管理项目等多个国家级项目的组织和实施,另外领导和参与了武汉市科研课题 5 项、区级科研项目 4 项。

谭晓东,武汉大学教授、博士生导师,曾担任法国 Nancy 大学环境与公共健康系教授,比利时 Ghent 大学公共卫生系研究员。

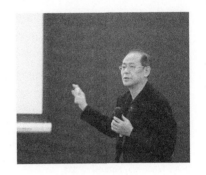

其主要研究方向包括卫生政策(健康管理)与基本技术、传染病的社会防控和特殊人群的防控等,共发表科研文章 200 余篇,主编专著 14 本,获得省部级科技奖两项、省级教学成果奖两项、国家专利两项,近期的主要著作有《健康管理的实践与创新》《健康管理"黄陂模式"的实践效果》。

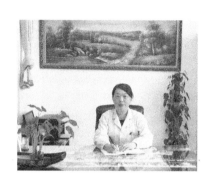

彭淑珍，女，主任护师，本科学历，硕士在读。1988年7月参加工作，1997年7月加入中国共产党，现任武汉市黄陂区人民医院健康管理科主任、湖北省健康管理学会常务理事、湖北省健康管理学会慢病与社区卫生健康管理专业委员会委员、中华医学会健康管理学分会会员、黄陂区卫生系统健康教育巡讲专家。她参与编写《健康管理的实践与创新》等著作，长期致力于护理管理、护理教育、健康管理、健康促进等工作。她是黄陂区健康管理"四方管理、五项服务"模式的倡导者及实践者，曾发表SCI论文2篇、国家级核心期刊论文20余篇，参与多项重大科研项目，曾荣获湖北省卫生厅授予的"优质护理服务工作优秀个人"、武汉市卫计委授予的"优质护理服务工作优秀个人"、武汉共青团授予的"武汉市青年岗位能手"等称号，多次评为黄陂区"全区卫生系统先进工作者""优秀党员""优秀护士管理者"，主持国家脑卒中早期预警与脑血管健康管理项目、国家心血管高危人群早期筛查与综合防控项目、国家H型高血压防控项目、黄陂区青少年视力防控项目、黄陂区膳食纤维干预Ⅱ型糖尿病临床研究项目、黄陂区HR-LDCT肺癌筛查与防控健康管理项目、黄陂区儿童六龄齿免费窝沟封闭及儿童蛀牙健康管理项目等重大健康管理项目。

序言

健康是家庭幸福的源泉，是国家富强的基石，如何"守卫"健康，是人类永恒关注的话题。随着我国社会经济持续高速发展，人群的健康意识不断增强、健康需求不断增加，医院的功能也顺应着时代的进步而不断拓展和延伸。医院不再局限于单纯地诊断和治疗疾病，同时还涵盖着健康管理、预防保健和康复等作用。医院的目标从治病延伸到预防疾病和损伤，由关注人的疾病拓展为关注人的健康，而发展健康管理工作则是实现这种转变的重要手段之一。

随着社会主义市场经济和卫生体制改革的不断深化，各级医院面临着新的职能定位和功能分化，多种形式的健康管理机构也应运而生。在这样的大环境和改革背景中，综合性医院开展健康管理，对全人群的健康与疾病风险因素进行全过程、全生命周期的监测、分析、评估与干预，有利于拓宽医院的服务领域，实现医疗资源的充分利用，使国民健康得到更全面、优质的保障与提升。

武汉市黄陂区是湖北省健康管理工作实践的先驱与楷模，其充分运用各级医疗与行政机构的资源，实现优势互补，积极探索，不断开拓创新、砥砺前行，逐渐形成了独具特色的"黄陂模式"，成为全国健康管理工作中一面鲜明的旗帜。在"黄陂模式"的建设中，武汉市黄陂区人民医院作为一家综合性医院发挥着核心推进作用。黄陂区的健康管理实践多次在国家级、世界级大会上进行分享学习，为推动我省、我国的健康管理事业做出了贡献。

我国的健康管理工作正在由"开拓起步、创新实践"的初期探索阶段，向"深化学科发展、繁荣产业建设"的规范化成长阶段转型。武汉市黄陂区人民医院充分发掘、总结其在健康管理工作方面的优势、经验与教训，组织编写了这本《综合性医院健康管理创新与实践》，系统而严谨地呈现了一家综合性医院在健康管理工作中的探索、实践与成果。此书的出版，将在引导健康管理机构由规模效应主导的外延式拓展模式，走向以学科建设为主的内涵式发展模式中发挥积极的推动作用，将为我国健康管理事业的发展增添一块极有含金量的基石。

中华医学会健康管理学分会副主任委员
湖北省健康管理学会会长

前言

健康管理最早兴起于美国,随后英国、德国、法国、日本等发达国家也积极效仿和实施健康管理。中国的健康管理服务模式起步较晚,自二十世纪九十年代才被引入中国,发展至今,仍未形成一整套成熟、完善的健康管理服务体系,也未能在较广的地区内统一推广。2013年,湖北省卫生和计划生育委员会(简称卫计委)印发《关于开展健康管理试点工作的指导意见》,在全省范围内启动健康管理试点并大面积推广使用,并在八个不同的地市分别开展了为期三年的创新与试点工作。三年来,湖北省各个试点积极探索符合各自地理环境和人文环境的健康管理模式,并不断创新和发展,逐步形成了各自的健康管理特色,详见编者拙作《健康管理的实践与创新》。

武汉市黄陂区作为湖北省健康管理实践的先驱者,积极探索了以政府驱动为主导的健康管理新模式,成为我国健康管理实践中的典范。2013年10月,黄陂区被湖北省卫计委确定为全省健康管理试点区。为了保障健康管理工作的有效开展,黄陂区通过紧抓体系建设、改变服务方式,用近三年的时间探索出了"一个机制、四方管理、五项服务,建设健康联合体"(简称"健联体")的黄陂健康管理模式(简称"黄陂模式")。"黄陂模式"着力推动建设以健康为中心、三医联动、医防结合的新型医疗卫生服务体系,目前已在中国业界广为流传并推为楷模。但编者在编写本书中发现,"黄陂模式"仅依靠政府与卫计委的支持和管理是远远不够的,医院作为"健联体"的核心依托单位,应该发挥其双向转诊、上下联动作用,只有医院广泛参与才能更好地实现健联体内部的协调运作,才能更好地推动健康管理工作的发展。

武汉市黄陂区人民医院在"黄陂模式"中起着重要的作用,不仅牵头组建了具有黄陂特色的"健联体",而且作为"健联体"的龙头单位,武汉市黄陂区人民医院探索出了"两病认定""五师查房"等工作方式,极大地丰富了基层医院健康管理的工作内容和方法,对基层医院有带头作用。

本书采用图文并茂的形式,系统总结了武汉市黄陂区人民医院健康管理的探索工作,以流程图的形式予以体现,并在第一章从理论上进行综合性的归纳,希望能帮助读者清晰理解我们的用意。

此外,医院健康管理始于体检,现在已扩展至院前、院中和院后一系列过程,武汉市黄陂区人民医院对健康管理的探索不拘于此。限于作者水平,或可未能将其精髓集中体现,敬请谅解,我们将在今后的工作中尽量完善。

编者

目录

第一章　健康管理的发展

第一节　健康管理的兴起与发展

近年来,随着中国经济的高速发展,居民生活水平得到了极大的改善,其生活方式也随之发生改变,诸如饮食习惯、运动方式等均发生较大变化,导致高血压、慢性阻塞性肺疾病、糖尿病、癌症等慢性非传染性疾病的发病率逐年上升。国务院新闻办公室发布的《中国居民营养与慢性病状况报告(2015 年)》指出,2012 年我国居民的慢性病死亡率为 533/10 万,占当年总死亡人数的 86.6％,心脑血管疾病、呼吸系统疾病以及恶性肿瘤为主要死因。慢性非传染性疾病严重威胁到了居民的健康状态,随之而来还有高昂的医疗费用,日益增加的医疗费用不仅损害了患者的家庭经济状况,也给政府带来了沉重的财政负担。世界卫生组织(World Health Organization,WHO)指出过重的慢性病医疗费用,不但有可能拖垮国家的医疗体系,还会引起国家经济的制动效应,然而持续增长的医疗费用,对人类健康促进和健康维护作用却收效有限。为了应对和解决这一困局,许多国家将希望寄托于健康管理这一新型的医疗模式上。

一、健康管理的兴起

健康管理最早兴起于美国,之后芬兰、日本、德国、英国等国家也学习了这一模式,并结合各自国情,实施了带有自身国家特色的健康管理服务。健康管理服务的内容也从最初简单的体检和健康教育,发展为目前的国家甚至国际范围的健康促进战略规划。1910 年在美国华盛顿州诞生的健康维护组织(Health Maintenance Organization,HMO)被认作是健康管理服务的早期形式,该组织向每位参与成员收取一定服务费用,向参与者提供全面的医疗服务。本项服务最初只面向该地区木材工厂的员工,且只允许其参与者使用隶属于HMO 的医疗服务,以确保 HMO 具有长期、稳定的经济收益。20 世纪 40 年代期间美国逐渐建立了更多的 HMO,导致这些组织建立的原因除了医疗工作者期望得到更多的客源以及随之更稳定的收入外,还由于人们普遍期望获取更多及更优惠的卫生服务。1973 年健康维护组织法案的颁布是 HMO 得到极大发展的推动原因之一,伴随着法案的颁布,HMO从此进入高速发展阶段。20 世纪 70 年代以来诸多其他形式的健康管理服务也开始逐渐出现,并也得到了良好的发展。例如,优先医疗服务提供者组织(Preferred Provider Organization,PPO),起源于科罗拉多州的一家福利咨询公司,该福利咨询公司与当地医院进行了一次谈判,促成一项健康计划,该计划让福利公司的客户享有健康状况定期受到监测及评估的服务,以此吸引顾客,增加参与计划的顾客数量,随之也扩大了医院的业务量。作为回报,医院在收费用时,对于该公司的顾客,给予价格折扣优惠。与 HMO 不同的是,PPO 允许其参与者使用不属于 PPO 的医疗服务。

医疗保险业的蓬勃发展也对健康管理造成了强有力的推动作用,保险业的从业者通过多年来的医疗费用数据分析,发现往往是少部分的参保者花去了绝大多数参保者的保险费用。为了达到控制成本、提高收益的目的,既往的工作方法是建立一个预警机制,即当参保人的医疗花销高于一定标准时,便需提高其后期参保费用,甚至直接拒绝其后期继续参保。然而,此方法不但会导致健康状况不佳的个人会有无法承受医疗费用的风险,保险公司已有的经济损失亦无法得到挽回。随着健康管理理念的引入,保险公司联合医疗机构,对参保人进行定期的健康状况监测及健康风险评估,及早发现危险因素,积极实施各类干预,及时改善参保人的健康状况,有效地节省了公司的医疗支出费用,并且维护了参保者的良好的健康状况。

二、健康管理的定义

个体的身体状况从健康到疾病的转变,一般分为低健康风险时期、中等健康风险时期、高健康风险时期、疾病产生期,此过程的时间长度不定,有时此过程为几周,有时则长达几十年。但有一点是确定的,即该过程与个人的生活行为方式较为相关,期间的变化通常不容易被感知,若不定期参与检测,恐难及时发现这一进程。

长期以来,在体检业中,健康管理主要是指有计划地对于个体或者全体进行监测、评估、干预和追踪的过程。这样的健康管理,通过定期的健康监测与评估,发现潜在危险,实施相应措施,尽早阻断疾病发展进程。鉴于以上的定义,健康管理主要是一个技术的过程描述,还不是一个完整的学科定义,业界都比较认可的定义尚未出现。

谭晓东教授对健康管理的定义为:健康管理是以全生命周期与全社会人群为对象,运用管理学的基本原理,整合相关的健康资源,对个体和人群进行监测与体检、健康评估、综合干预和系统跟踪的过程。

陈君石教授对健康管理定义为:对群体或个体的健康状况开展追踪式管理,包含监测、评估、咨询及干预的过程。由于专业视角的差异,各专业对于健康管理的理解差别较大。

在体检专业中,健康管理被认为是健康体检的扩展与延续,包括健康体检以及后续的服务;在公共卫生界中,健康管理被认为是充分运用管理学的相关理论和方法,采取跟踪式管控和监测,达到维护参与者健康的目的;在预防保健界中,健康管理被认为是运用体检技术及早检测出病人的过程与方法。

三、国内外健康管理发展

各个国家具有其不同的卫生体系与医疗制度,因此不同国家的健康管理服务的内容与形式也有所不同。发达国家的健康管理行业兴起较早,关于健康管理服务的实践及学术研究也较多,目前美国、芬兰、英国和日本等国家的健康管理服务发展较为完善。

(一) 美国健康管理

美国作为全球医疗条件较好的国家之一,也是开展健康管理服务最早的国家。美国健康管理服务具有以下特点:第一,国家鼓励并促进了多个种类及形式的健康管理服务,使健康管理业得到快速发展,比较成功的有 PPO、HMO 等形式的健康管理服务。第二,构建了较完善的法律法规体系,健全的规则体系确保了健康管理行业在快速发展的同时,对其服务质量也给予了基本的保障。第三,保险公司联合医疗机构提供了多种形式的健康管理服务,保险公司为了控制支付医疗支出,所提出的各种客户管理机制,既维护了客户的健康状况,又增加了企业的经济收益。但美国的健康管理服务同样也存在一定问题,例如,凯撒集团所推行的受到广大美国民众所欢迎的健康管理服务模式,虽然取得了较好的结果,但该模式在参保之初便对客户进行过一轮筛选,直接拒绝那些身体状况不佳的客户参保,该模式本身带有一定的歧视性质,因而也有诸多人士对此提出批评与质疑。

（二）芬兰健康管理

20 世纪 60 年代芬兰是全球心血管疾病发病率及死亡率较高的国家之一，为了改善这一局面，芬兰的北卡省成立了心血管疾病的管控服务项目，该项目以社区为健康管理服务的开展平台，对社区居民日常的生活方式、居住环境等方面进行全面干预，并对社区居民的疾病危险因素进行定期评估，逐渐改善社区居民不健康饮食、吸烟、酗酒等不良生活方式，该项目的服务效果十分成功，居民相关疾病的发病率得到了有效控制。此后，芬兰又将该服务模式推行到其他慢性非传染病的管理上，并在全国范围内进行推广。

（三）德国健康管理

德国的健康管理服务主要依靠职工的社会医疗保险经费，社会医疗保险的参保程度通常与就业情况有关，根据职业与收入的不同，雇员们享有不同水平的健康管理服务方案。健康管理服务的费用由用人单位和雇员共同承担，通常由公立医院提供住院医疗服务，由私立医疗机构提供其余形式的健康服务。奥地利、法国、比利时等国家也采用类似的模式。然而，德国的健康管理模式也存在一定不足，由于健康管理服务的资金主要来自雇主和雇员，因此失业率较高的时期，则会严重影响健康管理服务的质量与持续性。

（四）我国健康管理

现代化的健康管理服务模式在中国起步较晚，自 2001 年第一家健康管理公司注册以来，健康管理服务在我国的历史尚不足 20 年，2003 年非典疫情的暴发以及 2005 年政府批复健康管理师成为一项职业，均极大地促进了健康管理业在我国的发展。我国幅员辽阔，社会经济状况整体相对落后，且各地区卫生服务水平差异较大。目前江浙沪等沿海发达地区开展过多种形式的健康管理服务，这些服务往往依托于某家公立医院或社区卫生机构，尚未形成一整套成熟、完善的健康管理服务体系，也没有在较广的地区内进行过统一推广。在科研学术方面，2007 年中华医学会成立健康管理学分会，且同时创办了中国第一本健康管理领域专业杂志《中华健康管理学杂志》，该刊的创办说明我国的健康管理研究迈入了新的阶段，使广大的健康管理工作者、研究者有了专属的学习及交流的园地，极大地促进了国内健康管理的科研水平。

自 2012 年始，在湖北省卫计委的具体组织和领导下，湖北省开展了以"健康管理"为核心理念的实践探索，并在八个不同的地市分别开展了为期两年的创新与试点工作。两年来，各个试点地区积极准备、勇于创新，发掘了很多的闪光之处，取得了令人瞩目的效果，极大地丰富了健康管理的理论和方法。

为系统总结湖北省两年来的创新与实践效果，笔者与湖北省疾病预防控制中心一起组织了参与实践和创新地区的相关单位，在各自总结的基础上，结合相关的理论，以案例的形式将湖北省的各种创新实践予以全面的展示，编撰了《健康管理的实践与创新》一书，希望能达到回顾与总结、研讨与提高的目的，更希望借编撰本书之际，起到共同推广"健康管理"的理念与行动的目的。

《健康管理的实践与创新》由总论、实践与创新、健康管理工作展望和域外宝鉴四篇共九章组成，分别系统介绍了健康管理的理论梳理结果和实践创新经验，同时对于今后的发展也进行了一些展望和探索，最后，还分别介绍了美国加利福尼亚州的健康计划和湖北省健康管理相应的技术规范作为域外的经验和国内实践的成果供同行来参考。

在我国的健康管理实践中,"黄陂模式"是享誉国内外的案例之一。

自 2012 年始,武汉市黄陂区开始了以"健康管理"为核心理念的系列实践探索,在为期两年的创新与试点中,创新性地提出并实现了以实施"四方管理"、落实"五项服务"的健康管理"黄陂模式",基本完成了从"病有所医"到"健康管理"的国民健康政策新理念的转变,在社会上取得了很大的反响,得到了人民群众的好评。

为了系统定量总结"黄陂模式"的运行效果,武汉大学公共卫生学院受武汉市黄陂区卫计委的委托,自 2013 年开始,一直追踪并采用科学定量方法来系统评价"黄陂模式"的运行效果,编撰了《健康管理"黄陂模式"的实践效果》一书。该书从健康管理运行方和受益方的角度,分别从业务工作评价指标、满意度和经济学效益三个维度系统评价了"黄陂模式"的健康管理的运行效果,在本次评价中,还首次运用舆情监测与分析的方法,系统评价了"黄陂模式"的社会反响,在健康管理评价方法学上也是一个很大的创新和特色。

目前国内外对于健康管理的研究方兴未艾,还有很多的实践与理论探索,相信今后一定有很多的典型案例值得深入分析和学习。

第二节　基于 SATI 的健康管理模式文献计量学分析

一、背景与目的

作为情报学和图书馆学的一个重要学科分支,文献计量学的相关研究最早出现于 20 世纪初,Cole 与 Eales 于 1917 年,首次应用文献计量法分析了比较解剖学的相关文献,并阐述了该方法的作用及意义。经过多年以来的发展,文献计量学的理论框架和知识体系逐步完善,建立了多种定量评价方法及计算公式,目前该方法已经广泛应用于医学、工程、农业、金融、互联网等多个学科及领域。文献计量学分析法具体包括引文分析法、词频统计法、数学模型法、共词分析法等,本研究综合运用上述方法,对健康管理模式的相关研究进行文献计量学分析。我国的健康管理起步于 20 世纪末,目前针对健康管理研究的文献计量学研究开展较少,少量的计量学研究多是以"健康管理"为主题,进行文献检索及计量学分析,而尚无专门针对"健康管理模式"研究进行过文献计量学分析,因此本研究首次针对健康管理模式研究开展计量学分析,通过对国内现有的健康管理模式文献进行归纳和分析,了解健康管理模式研究的前沿进展、研究热点,发掘该领域的核心信息及研究空白,为今后的卫生医疗及健康管理领域的从业者及研究者提供相关参考依据。

二、材料与方法

(一) 数据来源

本研究中的文献来源于中国知网(CNKI)知识发现网络平台、中国生物医学文献数据库(SinoMed)、万方全文数据库(WF)、维普期刊(VIP)。检索词设定为"健康管理"和"模式",逻辑为"并且",检索时间为"2007 年 1 月至 2016 年 12 月",检索范围选为"全部期刊",选取与本主题相关的文献进行分析,将文献题录统一导入 NoteExpress 软件,对文献题录进行合并与查重工作。文献纳入标准为:纳入与健康管理模式相关的理论概念、工作方法、卫生政策等类型的研究。文献排除标准为:①剔除以报纸、新闻报道、会议等形式发表的文献;②剔除信息不完整的研究;③剔除在不同期刊重复发表的研究。

(二)研究方法

1. 文献计量学分析(bibliometric analysis,BA)

文献计量学是一种基于图书馆学、情报学、统计学等学科的综合性分析法,通过对题录信息的收集与整理,定量分析文献资料的各类外部特征。文献计量学分析的主要对象是文献量、刊文时间、作者信息、期刊类别等。通过对纳入文献的有效统计分析,掌握相关研究主题的发展进程,了解学科的发展方向。通过应用 NoteExpress 3.2 软件对 2007 年至 2016 年期间的与健康管理模式研究相关的中文文献进行检索及题录信息收集,并使用文献题录信息统计分析工具 SATI 3.2 对其进行统计分析,以了解近 10 年来健康管理模式研究的文献量变化趋势、研究领域分布、研究地域分布、作者及单位、主要发文期刊等状况,为今后健康管理的研究者提供直观、切实的参考依据。

2. 共词分析法(co-word analysis,CA)

共词分析法是一种论文内容分析法,其研究对象通常是对文献内容高度概括的关键词、主题词等。该方法通过观测论文中集中出现词汇或短语,将多维空间的研究对象简化至低维空间,进行定位、分析和归类,同时又保留原始关系,依据关键词汇之间的距离,判断词汇与词汇之间的亲疏关系,从而分析这些词汇所代表的研究主题与学科领域的变化,发掘研究热点,纵向与横向地掌握研究主题的静态结构及动态发展趋势。一般而言,一组词汇在同一篇论文中出现的频次越高,说明这两个词的关系越密切。本研究通过应用 SATI 软件构建健康管理模式研究的关键词共词知识矩阵,并将共词知识矩阵导入社会网络分析软件 UCINET,生成共词网络图谱,以便更为直观地了解关键词之间的社会网络关系。

三、研究结果

(一)健康管理模式研究的文献计量学分析

经过主题词的检索,在中国知网知识发现网络平台、万方全文数据库、维普期刊、中国生物医学文献数据库四大数据库中初步检索出的文献数量分别为 829 篇、732 篇、568 篇、589 篇,将检索到的文献去重合并,并筛选出与研究主题相关的文献,最终得到中文文献 1561 篇。

1. 发文量年代变化趋势

国内关于健康管理模式的研究始于 20 世纪末,近年来国内专家学者对健康管理模式研究兴趣在不断增长,在迈入 21 世纪后文献发表量保持稳步增长,尤其在近两年来呈现高速增长,具体结果如图 1-2-1 和表 1-2-1 所示。

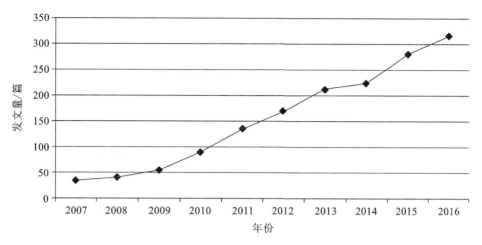

图 1-2-1 2007—2016 年健康管理模式研究发文量变化趋势

表 1-2-1 健康管理模式研究近 10 年发文增长情况

年份	文献量/篇	定基比发展速度/(%)＊	定基比增长速度/(%)＊＊
2007	34	—	—
2008	41	120.59	20.59
2009	48	141.18	41.18
2010	90	264.71	164.71
2011	136	400.00	300.00
2012	170	500.00	400.00
2013	213	626.47	526.47
2014	225	661.76	561.76
2015	280	823.53	723.53
2016	324	952.94	852.94
合计	1561	—	—

注：＊定基比发展速度＝某年发文量/2007 年发文量×100％。

＊＊定基比增长速度＝(某年发文量－2007 年发文量)/2007 年发文量×100％。

2. 文献主要来源地区分布

健康管理模式研究文献主要来自国内的 15 个省(市)地区,各地区发文量差异性较大。从文献数量上来看,北京发文量最高,其次是江苏、浙江,发文量最少的地区为黑龙江。根据中国各地区健康管理模式研究发文量进行排序,具体结果如图 1-2-2 所示。

从地理分布情况上来看,近 10 年来关于健康管理模式的研究主要还是集中于沿海地区,江苏、浙江、山东、广东等沿海省份的发文量均处于全国前列,内陆地区的省份也有一定的发文量,如湖北、河南等省份,而东北地区的发文量则相对较少,在发表过健康管理模式研究的所有地区中处于较低水平。此外,在西部及西南地区中,除了四川及重庆外,其他地区均无相关研究发表。

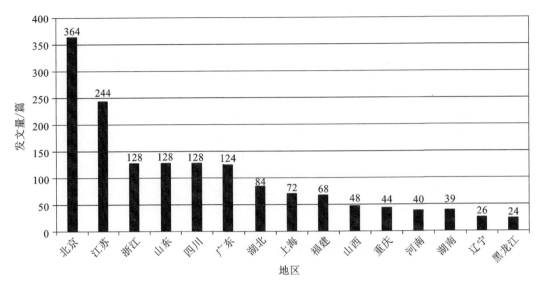

图 1-2-2　2007—2016 年不同地区健康管理模式研究发文量情况

3. 文献研究层次分布情况

对健康管理模式文献进行研究层次分析,发现近 10 年来的研究层次集中在以下几个方面:工程技术类 896 篇,占总文献量的 57.40%;自然行业技术指导类 354 篇,占总文献量的 22.68%;基础与应用基础研究类 279 篇,占总文献量的 17.87%;政策研究类 18 篇,占总文献量的 1.15%,具体情况如表 1-2-2 所示。

表 1-2-2　健康管理模式文献研究层次的分布情况

排序	研究层次	文献量/篇	占总文献数比例/(%)
1	工程技术	896	57.40
2	自然行业技术指导	354	22.68
3	基础与应用基础研究	279	17.87
4	政策研究	18	1.15
5	社科行业指导	14	0.90

4. 主要产文机构

对健康管理模式研究进行所属机构分析,发现近 10 年来的论文高产机构主要集中于高校及医院,高校主要为综合性大学及医科类院校,医院则主要为军方背景的医院。此外,从地域来看这些论文高产机构主要集中于江浙沪地区,其中上海交通大学产文 26 篇,占 1.67%,杭州师范大学产文 19 篇,占 1.22%,具体情况如表 1-2-3 所示。

表 1-2-3　健康管理模式研究的主要产文机构

排序	发文机构	文献量/篇	占总文献数比例/(%)
1	上海交通大学	26	1.67
2	杭州师范大学	19	1.22
3	中国人民解放军第 180 医院	17	1.09

排序	发文机构	文献量/篇	占总文献数比例/(%)
4	复旦大学	17	1.09
5	中国人民解放军总医院	17	1.09
6	南方医科大学第一临床医学院（南方医院）	15	0.96
7	南京医科大学	15	0.96
8	首都医科大学	14	0.90
9	南方医科大学	14	0.90
10	解放军杭州疗养院	13	0.83

5. 核心作者分析

健康管理模式研究相关文献发文量最高作者的篇数为 21 篇，依据普赖斯定律，即 $M=0.749\times(N_{max}/2)$（N_{max} 为纳入文献中最高产研究者所发表的论文数量），发表论文数超过 M 篇的作者即可被称为核心作者，故 $M=7$，所以文献发文量在 7 篇及以上的作者即为核心作者，根据统计分析发现，发文量在 7 篇以上的核心作者有 6 位，具体结果如表 1-2-4 所示。

表 1-2-4　健康管理模式研究核心作者

排序	作者	作者机构	文献量/篇	占总文献数比例/(%)
1	鲍勇	上海交通大学	21	1.35
2	卢建华	南京医科大学	11	0.70
3	王瑜	中国人民解放军第 180 医院	8	0.51
4	吴建国	南京医科大学	8	0.51
5	刘登	河南大学	7	0.45
6	曹海涛	上海市闸北区社区卫生中心	7	0.45

6. 主要刊文期刊

通过分析刊文量位居前十位的期刊后发现，健康管理模式研究主要刊登在全科医学类期刊及预防医学类期刊。其中《中国全科医学》刊文 71 篇，占 4.55%；《中国疗养医学》刊文 41 篇，占 2.63%；《中华全科医学》刊文 35 篇，占 2.24%，具体情况如表 1-2-5 所示。

表 1-2-5　健康管理模式研究的主要刊文期刊

排序	期刊	文献量/篇	占总文献数比例/(%)
1	《中国全科医学》	71	4.55
2	《中国疗养医学》	41	2.63
3	《中华全科医学》	35	2.24
4	《中国初级卫生保健》	33	2.11
5	《解放军医院管理杂志》	29	1.86
6	《上海医药》	24	1.54

续表

排序	期刊	文献量/篇	占总文献数比例/(%)
7	《中国医药指南》	23	1.47
8	《中国数字医学》	22	1.41
9	《中国社区医师》	20	1.28
10	《现代预防医学》	17	1.09

7. 高引文献分析

对健康管理模式研究被引频次最高的前十篇文献进行分析,从内容上来看,主要集中于国外健康管理模式及社区健康管理模式上;从期刊上来看,主要来源于《中国卫生事业管理》《中国全科医学》等杂志;从发表时间上来看,主要集中于 2007—2008 年、2011—2012 年两个时段,具体情况如表 1-2-6 所示。

表 1-2-6 健康管理模式研究被引频次较高的前十篇文献

排序	文献标题	来源期刊	被引频次	第一作者	年份
1	健康管理和社区卫生整合对慢性病防治的意义与服务模式探讨	《中华疾病控制杂志》	99	李星明	2008
2	芬兰健康管理模式的经验	《中国卫生资源》	98	金彩红	2007
3	发达国家健康管理经验对我们的启示	《中国卫生事业管理》	84	符美玲	2011
4	医院社区联动自我管理教育模式对糖尿病患者治疗效果的影响研究	《中国全科医学》	78	刘莉莉	2011
5	社区健康管理的模式探索	《中国全科医学》	63	卜保鹏	2011
6	健康体检发展与健康管理的模式探讨	《中国卫生事业管理》	54	张成琪	2007
7	高血压人群健康干预常见模式的研究进展	《中国慢性病预防与控制》	49	韩彦彬	2008
8	基于健康管理的中国家庭医生制度研究	《中国全科医学》	47	鲍勇	2011
9	基于区域医疗联合体的慢性病健康管理	《中国全科医学》	40	梁颖	2012
10	健康管理模式研究进展	《人民军医》	40	向月应	2008

（二）健康管理服务模式研究的共词分析

1. 高频关键词分析

应用 NoteExpress 软件将健康管理模式研究的题录信息进行汇总,将题录信息导入SATI 软件,通过 SATI 软件对关键词进行词条频次分析,结果显示出现频次排名前五的关键词依次为:健康管理、社区、糖尿病、高血压、社区卫生服务,出现频次分别为 649 次、107

次、91次、88次、77次,具体情况如表 1-2-7 所示。

表 1-2-7 健康管理模式研究高频关键词分析

排序	关键词	频次	排序	关键词	频次
1	健康管理	649	11	老年人	42
2	社区	107	12	健康体检	41
3	糖尿病	91	13	家庭医生	39
4	高血压	88	14	慢性病管理	27
5	社区卫生服务	77	15	2型糖尿病	26
6	慢性病	71	16	社区健康管理	25
7	模式	63	17	卫生服务	22
8	健康教育	51	18	危险因素	20
9	健康管理模式	48	19	慢性病管理	20
10	治未病	44	20	中医	19

2. 共词多维尺度分析

依据齐普夫第二定律,结合本次研究的实际需要,将最终分析健康管理模式研究的关键词数量确定为 20 个,将这些关键词导入文献题录信息统计分析工具 SATI 中,通过 Matrix 分析,生成共词知识矩阵,将共词知识矩阵导入软件,利用多维尺度分析方法(multi-dimensional scaling,MDS),得到可视化结果,被分析的结果以点状形式分布,具有关联性高的关键词集中分布,具体情况如表 1-2-8 所示。

表 1-2-8 健康管理模式研究共词知识矩阵(部分)

关键词	健康管理	社区	糖尿病	高血压	社区卫生服务	慢性病	模式	健康教育	健康管理模式	治未病
健康管理	1.0000	0.0501	0.0173	0.0191	0.0320	0.0347	0.0391	0.0098	0.0008	0.0185
社区	0.0501	1.0000	0.0201	0.0208	0.0001	0.0190	0.0024	0.0007	0.0002	0.0008
糖尿病	0.0173	0.0201	1.0000	0.0061	0.0013	0.0002	0.0016	0.0078	0.0002	0.0000
高血压	0.0191	0.0208	0.0061	1.0000	0.0006	0.0002	0.0002	0.0080	0.0038	0.0000
社区卫生服务	0.0320	0.0001	0.0013	0.0006	1.0000	0.0090	0.0019	0.0023	0.0000	0.0000
慢性病	0.0347	0.0190	0.0002	0.0002	0.0090	1.0000	0.0036	0.0025	0.0106	0.0000
模式	0.0391	0.0024	0.0016	0.0002	0.0019	0.0036	1.0000	0.0000	0.0000	0.0014
健康教育	0.0098	0.0007	0.0078	0.0080	0.0023	0.0025	0.0000	1.0000	0.0016	0.0018
健康管理模式	0.0008	0.0002	0.0002	0.0038	0.0000	0.0106	0.0000	0.0016	1.0000	0.0076
治未病	0.0185	0.0008	0.0000	0.0000	0.0000	0.0000	0.0014	0.0018	0.0076	1.0000

3. 关键词社会网络分析

将共词知识矩阵导入社会网络分析工具 UCINET 中,进行可视化处理,生成关键词共词社会网络图。其中"健康管理""社区""慢性病""高血压"这四个关键词为中心节点,其中健康管理的中心度最大,说明它处于各类研究的核心地位。关键词周围箭头的数量反映了关键词中介作用的大小,箭头越密集,说明该关键词在社会网络中发挥的中介作用越大,越能将其余的关键词联系起来,连线最多的为"健康管理""社区""高血压""糖尿病",说明它们是健康管理模式研究领域中的基本关键词,具体情况如图 1-2-3 所示。

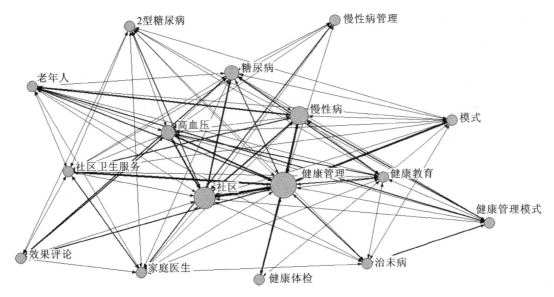

图 1-2-3　健康管理模式研究关键词社会网络分析

四、讨论

科研文献是对研究主题学术动态的实际反映,相关文献数量的变化趋势则在一定程度上反映了专家学者对健康管理模式研究的关注程度、科研投入等。美国于 20 世纪 60 年代就在保险业大规模地开始推广健康管理服务,在 70 年代,国外的健康管理模式研究开始增长,从 90 年代起健康管理服务的模式逐渐趋于完善和成熟,故迈入新世纪之后国外相关的研究数量则开始逐渐回落。而国内的健康管理服务由于起步较晚,目前可查阅到最早的健康管理模式研究发表于 1997 年,近年来国内专家学者对健康管理模式研究兴趣在不断增长,迈入新世纪后文献发表量保持稳步增长,尤其在近两年来呈现高速增长的现象,说明健康管理模式研究已经成为目前国内卫生领域的研究热点。

健康管理模式相关文献发表量在全国各地区的分布上有较大差异,其中北京、江苏、浙江、山东、四川五个地区的发文量位居前五位,从地理分布来看,近 10 年来关于健康管理模式的研究主要还是集中于沿海发达地区,可能是由于沿海地区的经济发展情况较好,民众富裕程度相对较高,民众在满足基本物质需求后,越来越关注和重视自身的健康状况,健康需求逐渐增大,该地区的卫生医疗机构进行了多种多样的健康管理服务模式探索,核心作者也多源于这些地区,这些研究者在健康管理服务的实践过程中积累了较多的工作经验,因而产出了较多科研成果。

从发表文献的机构分类上来看,发现近 10 年来的论文高产机构主要集中于高校及医院,只有少量的作者是社区卫生工作者或健康保险从业者。由于发文者所属单位的种类所限,也导致科研文献的类型相对受限。来源于高校作者的健康管理模式研究多为概念研究及理论研究,缺乏联系实际工作的研究。而来源于医院作者的研究往往带有医院的工作方法及医院的工作理念,还没有彻底完成从疾病治疗模式到疾病管理模式的思维转换。

通过分析刊文量位居前十位的期刊,刊文量最多的期刊为中国全科医学、中国疗养医学、中华全科医学,分别刊文 71 篇、41 篇、35 篇,健康管理模式研究主要刊登在全科医学类期刊及预防医学类期刊,在高影响因子的医学期刊上刊文尚较少,提示相关研究的质量还有待提高,且健康管理的理念也有待进一步的宣传和推广。对被引频次较高的文献进行分析,发现较高被引文献集中出现于 2007—2008 年、2011—2012 年两个时段。这些文献的研究内容主要集中于探索社区健康管理模式以及介绍国外健康管理模式这两方面,说明国内的健康管理研究者较为关注社区健康管理模式的建立,且较倾向于学习及借鉴国外成熟的健康管理模式。

通过对健康管理模式研究的题录信息收集,对关键词的词条频次进行分析,结果显示出现频次排名前四的关键词依次为:健康管理、社区、糖尿病、高血压,通过可视化的社会网络分析,同样显示这些关键词周围的箭头数最为密集,说明它们是健康管理模式研究领域中的基本关键词,通过它们拓展其他研究的可行性较高。此外,"健康管理""社区""慢性病""高血压"为关键词社会网络里的中心节点,其中"健康管理"的中心度最大,说明"健康管理"处于各类研究的核心地位,也提示目前主要的研究热点仍集中于社区及慢性病方面。

自 20 世纪末"健康管理"这一理念进入我国以来,已有一些地区或机构围绕健康管理的概念开展了许多的实践工作,并取得了一定的成果和经验。但对于这些已经开展过健康管理工作的地区或机构,大多还属于依托健康管理概念,而开展的一些暂时性、地方性的健康服务,在湖北省之外还没有具有系统性且在全省范围内推广的健康管理服务。目前国内对于健康管理服务效果的评价研究起步较晚,多数研究仅是简单的对于某项具体健康管理服务的完成情况或某些生理指标进行评价分析,目前尚没有专门针对健康管理服务建立具有系统性、规范性、可推广性的评价指标体系。

虽然目前国内的健康管理呈现了快速发展的态势,但也存在着一些阻碍和问题,主要受到以下几点困难的限制:第一,健康管理专业人才匮乏。任何一种健康管理模式都离不开专业人才的支撑,当前各类健康管理服务的提供方多为基层卫生医疗机构,由于缺乏政策扶持和经费支持,对相关专业人才缺乏吸引力,提供健康管理服务的卫生人员多为非健康管理专业人员且没有受过健康管理培训,此外这些基层卫生人员往往还要承担预防、康复、计划生育等方面的工作,以现有的人力资源配置难以完成高质量的健康管理服务。第二,健康管理对象流动性大。这一现象在农村地区尤为严重,农村地区的中青年居民多外出务工,虽然户籍仍在本地,但由于长期在外工作,居住地点及联系方式会经常变更,此外部分孕产妇是计划外怀孕,由于担心基层计划生育机构的罚款,而选择故意躲避医疗人员,均客观地增加了健康管理服务连续性的难度。第三,健康信息系统信息未实现跨平台数据互通。现有的健康管理模式多受制于信息技术及各部门间的沟通障碍,现有信息系统的兼容性往往较差,大多无法实现跨平台数据互通,产生了"信息孤岛"现象。以居民去医疗机构就诊为例,当居民去医院就诊时,由于居民社区健康信息平台无法与医疗机构数据平台互通,导致医生不能通过社区机构建立的健康档案了解患者的既往资料,且患者就诊及治疗的信息也无法更新至居民的健康档案之中。以上等原因均严重制约了健康管理服务在我国的进一步发展,尚有待相关部门给予重视及支持。

第三节　健康管理工作条件

综合性医院开展健康管理工作是医院体现维系健康的主要工作内容之一。其以维护健康为抓手,拓展医院新领域、新专业、新市场和新空间。

健康管理工作是临床诊疗工作的重要补充,以区域医疗联合体为网络,通过健康管理中的政策支持、资源整合、管理与医疗和技术、信息互通以及转诊互通等手段,打造医疗联合体信息平台等方式,积极探索医院与区域医疗联合体共同建立健康管理服务体系,院前、院中、院后健康管理服务工作模式和技术规范,扩展健康管理的内涵和覆盖面。

健康管理工作是医院公共卫生工作的主要手段和措施。依靠健康管理,可以将医院公共卫生工作与临床诊疗工作有机结合,使辖区内的基本公共卫生工作落实到实处,以提高辖区全民健康素养和健康水平,减少疾病发生,降低医疗费用,缓解看病难、看病贵的矛盾,不断提高健康服务的公平性和可及性。

在综合性医院开展健康管理工作时,医院应该在机构编制、任务上积极努力达到卫计委的要求,配备相应的专业人员,规定各层级人员的工作职责,明确科室和各工作岗位的工作目标、工作内容与考核目标。在注重内涵建设的同时,应当加强环境建设,使健康管理工作落到实处。

为全面推进医疗机构健康管理工作,逐步实现对目标人群健康影响因素的全面管理,切实提高城乡居民健康水平,特制订本工作指南。

一、资质条件

(一) 机构性质

健康管理,就是针对健康需求对健康资源进行计划、组织、指挥、协调和控制的过程,也就是对个体和群体健康进行全面检测、分析、评估、提供健康咨询和指导,以及对健康危险因素进行干预的过程。

综合性医院应始终坚持公益性质,为人群提供健康管理服务,促进和维护人群的健康的同时,宣传健康知识,让每一个接受健康管理服务的人都成为一名健康宣教者。

健康管理将成为综合性医院的新领域、新专业和新责任,依托综合性医院的技术优势和平台优势,建立相对规范、严谨的行业标准将引领健康管理走向高水平、规范、健康发展的道路。

(二) 执业资格

从事健康管理的医疗机构应当取得医疗机构执业许可证,开展健康体检工作需获得卫生行政部门的批准,并根据卫生行政部门制定的《健康体检基本项目目录》制定本单位的《健康体检项目目录》(以下简称《目录》),并按照《目录》开展健康体检。

医疗机构应当指定医师审核签署健康体检报告。负责签署健康体检报告的医师应当具有内科或外科副主任医师以上专业技术职务任职资格,经设区的市级以上人民政府卫生行政部门培训并考核合格。

健康管理师应按照《健康管理师国家职业标准》的要求参加培训并考核合格。

（三）科室设置

综合性医院在院本级科室设置中应当成立相应的健康管理的专业职能机构，其性质为医院的行政职能和业务指导科室。其方式可以有：

（1）独立设置的健康管理科。

（2）挂靠在公共卫生科内，执行健康管理的行政和业务职能。

（3）将健康管理中心与体检中心合并运行，但其健康管理的职责不变。

根据所承担的健康管理任务和职责设置内部科室。可根据实际工作需要增加或细化科室设置，原则上应与其所承担的健康管理职责和服务（包括健康体检、健康评估、健康干预等）相适应。

二、硬件设施

（一）市级综合性医院

1. 基本科室

1）体检中心

体检中心具有相对独立的健康体检场所及候检场所，建筑总面积不少于 $400 \ m^2$，每个独立的检查室使用面积不少于 $6 \ m^2$；具有符合开展健康体检项目和要求的仪器设备。

2）慢性病健康管理特色门诊

（1）糖尿病/高血压健康管理特色门诊

糖尿病/高血压健康管理特色门诊使用面积不少于 $10 \ m^2$；具备电子计算机、打印机、条码枪、液晶显示屏（用于排队候诊、健康知识宣传等）、糖尿病/高血压的常用诊疗器械等仪器设备若干。

健康处方应在标准处方的基础上根据患者自身情况进行相应调整，并进行详细说明。

（2）心理咨询矫治健康管理特色门诊

心理咨询矫治健康管理特色门诊使用面积不少于 $10 \ m^2$；具备电子计算机、打印机、条码枪、液晶显示屏、心理咨询矫治的常用诊疗器械等仪器设备若干。

健康处方应在标准处方的基础上根据患者自身情况进行相应调整，并进行详细说明。

（3）肿瘤病防治健康管理特色门诊

肿瘤病防治健康管理特色门诊使用面积不少于 $10 \ m^2$；具备电子计算机、打印机、条码枪、液晶显示屏、肿瘤防治的常用诊疗器械等仪器设备若干。

健康处方应在标准处方的基础上根据患者自身情况进行相应调整，并进行详细说明。

（4）其他慢性病健康管理特色门诊

其他慢性病健康管理特色门诊具备相应的仪器设备若干。

健康处方应在标准处方的基础上根据患者自身情况进行相应调整，并进行详细说明。

3）护理部

护理部使用面积不少于 $20 \ m^2$；具备电子计算机、打印机、条码枪、呼叫对讲设备、液晶显示屏和其他护理常用诊疗器械等仪器设备若干。

健康处方应在标准处方的基础上根据患者自身情况进行相应调整，并进行详细说明。

4）其他

建立数据中心及网络,进行病人健康电子档案的管理和维护,健康体检结果的互通互传;具备专用服务器、服务器专用机柜、交换机及宽网(TPLINK 机架式)、VGA 分配器、电子计算机、打印机、条码枪等仪器设施若干。

2．职能科室

1）健康管理科

健康管理科使用面积不少于 30 m²;具备电子计算机、打印机、条码枪、液晶显示屏和其他健康管理科常用诊疗器械等仪器设备若干。

2）公共卫生科

公共卫生科使用面积不少于 30 m²;具备电子计算机、打印机、条码枪、液晶显示屏和其他公共卫生科常用诊疗器械等仪器设备若干。

3）健康教育室

健康教育室使用面积不少于 30 m²;具备照相机、电子计算机、打印机、条码枪、液晶显示屏和其他健康教育室常用宣传教育设施和工具等若干。

4）档案管理室

档案管理室使用面积不少于 10 m²;具备档案管理柜、温湿度调控器、电子计算机、打印机、条码枪和液晶显示屏等仪器设备若干。

(二) 县(区)级综合性医院

1．基本科室

1）体检中心

体检中心具有相对独立的健康体检场所及候检场所,建筑总面积不少于 400 m²,每个独立的检查室使用面积不少于 6 m²;具有符合开展健康体检项目和要求的仪器设备。

2）慢性病健康管理专科门诊

(1)糖尿病/高血压健康管理专科门诊

糖尿病/高血压健康管理专科门诊使用面积不少于 10 m²;具备电子计算机、打印机、条码枪、液晶显示屏(用于排队候诊、健康知识宣传等)、糖尿病/高血压的常用诊疗器械等仪器设备若干。

健康处方应在标准处方的基础上根据患者自身情况进行相应调整,并进行详细说明。

(2)心理咨询矫治健康管理专科门诊

心理咨询矫治健康管理专科门诊使用面积不少于 10 m²;具备电子计算机、打印机、条码枪、液晶显示屏、心理咨询矫治的常用诊疗器械等仪器设备若干。

健康处方应在标准处方的基础上根据患者自身情况进行相应调整,并进行详细说明。

(3)肿瘤病防治健康管理专科门诊

肿瘤病防治健康管理专科门诊使用面积不少于 10 m²;具备电子计算机、打印机、条码枪、液晶显示屏、肿瘤防治的常用诊疗器械等仪器设备若干。

健康处方应在标准处方的基础上根据患者自身情况进行相应调整,并进行详细说明。

3）护理部

护理部使用面积不少于 20 m²;具备电子计算机、打印机、条码枪、呼叫对讲设备、液晶显示屏和其他护理常用诊疗器械等仪器设备若干。

健康处方应在标准处方的基础上根据患者自身情况进行相应调整,并进行详细说明。

4)其他

建立数据中心及网络,进行病人健康电子档案的管理和维护,健康体检结果的互通互传;具备专用服务器、服务器专用机柜、交换机及宽网(TPLINK 机架式)、VGA 分配器、电子计算机、打印机、条码枪等仪器设施若干。

2.职能科室

1)健康管理科

健康管理科使用面积不少于 30 m²;具备电子计算机、打印机、条码枪、液晶显示屏和其他健康管理科常用诊疗器械等仪器设备若干。

2)公共卫生科

公共卫生科使用面积不少于 30 m²;具备电子计算机、打印机、条码枪、液晶显示屏和其他公共卫生科常用诊疗器械等仪器设备若干。

3)健康教育室

健康教育室使用面积不少于 30 m²;具备照相机、电子计算机、打印机、条码枪、液晶显示屏和其他健康教育室常用宣传教育设施和工具等若干。

4)档案管理室

档案管理室使用面积不少于 10 m²;具备档案管理柜、温湿度调控器、电子计算机、打印机、条码枪和液晶显示屏等仪器设备若干。

三、人员配备

(一)市级综合性医院

1.职工数

500 张床以下配工作人员不少于 5 人,500～1000 张床位配工作人员不少于 6 人,1000 张床位以上每增加床位的 20%,可酌情增加工作人员 1～2 人。

健康管理科(公共卫生科)设主任 1 人、副主任 1～2 人,科员若干人。

2.健康管理师

从事健康管理工作的专业人员中,一般取得健康管理师资格者不少于 50%。

在大于 500 张床位的综合性医院健康管理人员中至少要有一名是公共卫生与预防医学专业人员。50%人员应该具有经过专业机构培训并取得健康管理师或营养师、心理咨询师等资质。

3.业务培训

健康管理工作人员需定期接受基础医学、医学健康管理、医学信息学、营养学、运动学、心理学、健康相关产品的安全与卫生、卫生法学和健康体检常规技术等知识和技能培训,每年不少于 4 次。

(二) 县(区)级综合性医院

1. 职工数

500 张床以下配工作人员不少于 5 人,500～1000 张床位配工作人员不少于 6 人,1000 张床位以上每增加床位的 20%,可酌情增加工作人员 1～2 人。

健康管理科(公共卫生科)设主任 1 人、副主任 1～2 人,科员若干人。

2. 健康管理师

从事健康管理工作的专业人员中,一般取得健康管理师资格者不少于 30%。

在大于 500 张床位的综合性医院健康管理人员中至少要有一名是公共卫生与预防医学专业人员。50% 人员应该具有经过专业机构培训并取得健康管理师或营养师、心理咨询师等资质。

3. 业务培训

健康管理工作人员需定期接受基础医学、医学健康管理、医学信息学、营养学、运动学、心理学、健康相关产品的安全与卫生、卫生法学和健康体检常规技术等知识和技能培训,每年不少于 4 次。

四、健康管理职能层次

(一) 医院健康管理职能

1. 总纲

综合性医院在健康管理实施过程中具备业务管理、技术指导、业务培训、技术支持等职能。

2. 具体职能

(1) 研究制订医院健康管理规划、计划、工作规范与制度以及相应的实施方案。

(2) 负责医院健康管理工作的组织、策划、协调、指导、督导、培训、考核等工作。

(3) 负责检查医院健康管理工作指导,检查督促相关部门、临床科室、医院专家团队完成医院服务人群的健康管理工作。

(4) 参与加强慢性病、老年人、妇女、儿童、中小学生的科学保健及重大传染病病人的健康管理工作。

(5) 与上级健康管理机构和健康管理联合体(后简称"健联体")内健康管理机构积极联系,协同做好服务人群的健康管理工作。

(6) 探索健康管理学科建设工作,积极开展健康管理学科的理论研究。

(7) 定期组织健康管理业务培训与交流工作,提升本院健康管理工作人员知识和技能素质,提升基层健康管理业务水平,每年不少于 4 次。

(8) 完成上级部门及医院交给的其他工作任务。

（二）健康管理科职能

1．总纲

健康管理科在健康管理实施过程中具备业务指导、技术培训、质量控制、健康教育等职能。

2．具体职能

（1）研究制订医院健康管理工作计划、工作规范、实施方案。

（2）指导、督促相关部门、临床科室、医院专家团队完成医院服务人群的健康管理工作。

（3）参与加强慢性病、老年人、妇女、儿童、中小学生的科学保健及重大传染病病人的健康管理工作。

（4）与上级健康管理机构和健联体内健康管理机构积极联系，协同做好服务人群的健康管理工作。

（5）定期参与健康管理业务培训与交流工作，提升本院健康管理工作人员知识和技能素质，提升基层健康管理业务水平，每年不少于4次。

（6）探索健康管理学科建设工作，积极开展健康管理学科的理论研究。

（7）完成上级部门及医院交给的其他工作任务。

（三）体检中心健康管理科职能

1．总纲

体检中心健康管理科在健康管理实施过程中具备健康检查、风险评估、健康促进、健康教育、健康干预、业务指导和技术培训等职能。

2．具体职能

1）体检机构主任工作职能

（1）负责体检机构的全面管理，包括质量、科研、人力资源、经营及财务等各项工作。

（2）制订体检机构的长期发展规划，保证体检机构的又好又快发展。

（3）抓好业务建设，制订年度和每月工作计划，认真组织实施，落实督促检查，保证圆满完成体检任务，满足不同层次人员的体检需求。

（4）建立、健全各项规章制度，实行全面质量管理，抓好监管和落实，保证体检质量。

（5）加强成本核算，充分利用资源，强化经营管理。

（6）制订体检从业人员培养目标和培训计划，开展在职教育和岗位培训等工作。

（7）及时处理医疗纠纷和投诉，有效应对重大事件和突发事件。

2）体检主检医师工作职能

（1）体检主检医师应当具有内科或外科副主任医师及以上专业技术职务任职资格，并经卫生部门培训考核合格。

（2）敬业爱岗，具有良好的职业道德，严格遵守体检机构的各项规章制度，保证体检结果的准确并及时反馈。

（3）负责及时完成受检者体检资料的全面分析，提出科学的健康诊断建议，用一元化临床思路综合分析，保证主检质量。

（4）主检工作中如发现检查结果有明显或严重异常，应及时确认，或对疑难复杂病例应与专科医生充分沟通，并通知受检者尽快复查或进一步诊治。

（5）不断提高体检报告的质量，对常见病、多发病提供全面的健康指导，做好健康咨询工作。

（6）在体检机构主任的领导下做好科室的质量管理、科研发展及业务培训工作。

3）体检参检医师工作职能

（1）体检参检医师应具有较高的业务水平和较强的医疗诊断能力。

（2）敬业爱岗，具有良好的职业道德，严格遵守体检机构的各项规章制度。

（3）具有严谨的工作态度、良好的医德医风和服务意识。

（4）根据体检计划，认真完成体检任务。严格按照体检的技术指标和操作规范，确保体检的质量和体检结果的准确性，做到不漏诊、不误诊。

4）超声诊断医师岗位职责

（1）敬业爱岗，具有良好的职业道德，严格遵守体检机构的各项规章制度。

（2）认真核对受检者的基本信息，详细了解受检者的既往检查结果，保护受检者隐私。

（3）严格遵守超声诊断规程，保证体检质量。

（4）各类专项超声检查应持证上岗，妇科超声诊断（经阴道超声检查）应严格掌握适应证和禁忌证。

（5）加强超声设备管理，非专业人员不得使用超声检查仪器。

（6）积极参加医学继续教育培训项目，努力提高业务水平。

5）心电图诊断医师岗位职责

（1）敬业爱岗，具有良好的职业道德，严格遵守体检机构的各项规章制度。

（2）认真核对受检者的基本信息，详细了解受检者的既往检查结果，保护受检者隐私。

（3）准确安放探查电极，标准状态必须做足十二导联，特殊情况下应加做相应导联或相关动作，以便全面正确地书写报告。

（4）心电图图面要求做到基线平稳，图面清晰，无伪差。

（5）心电图报告必须仔细核对及修改电脑自动测量的各项参数和诊断结果。

6）放射医师岗位职责

（1）敬业爱岗，具有良好的职业道德，严格遵守体检机构的各项规章制度。

（2）认真核对受检者的基本信息，详细了解受检者的既往检查结果，保护受检者隐私。

（3）熟悉放射诊断理论知识，有丰富的临床工作经验。

（4）核查报告内容和最后诊断结论，负责疑难病例的讨论和读片。

7）放射技师岗位职责

（1）敬业爱岗，具有良好的职业道德，严格遵守体检机构的各项规章制度。

（2）认真核对受检者的基本信息，做好放射防护，保护受检者隐私。

（3）熟悉放射技术理论知识，有丰富的临床工作经验。

（4）持有大型设备上岗许可证并熟悉各种设备的操作。

（5）做好放射设备的维护、保养工作，保证设备的正常运转。

（四）护理部健康管理职能

1．总纲

护理部在健康管理实施过程中具备健康检查、风险评估、健康促进、健康教育、健康干预、业务指导和技术培训等职能。

2．具体职能

1）护士长健康管理职能

（1）制订每年健康教育工作计划、目标，制订个体化的健康教育实施计划。

（2）负责每月健康教育覆盖率统计分析工作。

（3）负责后医院服务走访工作的落实、追踪。

（4）负责本科健康教育处方的修改、更新、完善工作。

（5）负责每月出院病人健康教育落实情况满意度调查工作。

（6）负责督促每月出院病人健康教育温馨卡发放工作。

（7）负责每季度电话回访情况分析工作。

（8）负责每月出院病人的电话回访落实、装订、分析、上报工作。

（9）负责每月健康教育实施单、路径表（一）（二）的装订、分析、上报工作。

（10）负责督促、落实"一病两方""五师查房"工作，加强团队沟通与合作，督促完成健康教育工作任务。

（11）协助科主任、健康管理科完成本科健康教育专栏的更新、宣传工作。

2）护师健康管理职能

（1）在护士长领导下和主管护师指导下工作。

（2）参加科室健康教育指导，严格执行健康管理流程及规范。

（3）参与病房疑难、危重病人的健康教育指导，承担难度较大的护理技术操作，带领护士完成新技术、新业务的临床实践。

（4）协助护士长制订健康教育计划，参与病房管理。

（5）参与病房疑难、危重患者的健康护理管理，承担难度较大的心理健康指导，带领护士完成健康评估。

（6）协助护士长负责本科室护士和进修护士业务培训，制订健康管理计划，并担任讲课工作，协助教学老师对护士进行健康教育知识考核。

（7）积极参加健康管理护理科研或技术革新工作，积极撰写健康管理护理论文。

（8）完成各类实习生的临床带教，做好健康知识相关培训工作。

3）护士健康管理职能

（1）在护士长领导及护师以上人员指导下进行健康管理工作。

（2）认真遵守健康管理制度，正确执行健康护理计划，落实健康指导工作。

（3）对病人进行康复指导和心理疏导。

（4）协助医生进行各种诊疗工作，积极与病人沟通。

（5）密切观察并记录患者的病情变化，适时调整健康护理计划。

（6）参加健康计划的制订和实践工作，不断总结经验，提高病人健康水平。

（7）定期组织病人学习健康知识，通过宣传栏、多媒体、现场沟通等多种方式宣传健康教育的重要性并持续更新健康理念,为病人提供有利于身心的康复指导。

（五）公共卫生科健康管理职能

1. 总纲

公共卫生科在健康管理实施过程中具备健康促进、健康教育、健康干预、业务指导、管理监督等职能。

2. 具体职能

（1）认真完成社区慢性病综合防治示范点建设相关指令性任务。

（2）以健康促进、健康教育为手段,开展社区慢性病综合防治。

（3）开展流行病学调查,讲究效率和效益,努力做到实效和高效。

（4）承担心脑血管病防治办公室的日常工作。参与卫计委及省心脑防治中心开展的心脑血管病等慢性病的防治研究。

（5）根据要求不断完善主要慢性病（脑卒中、冠心病、糖尿病、肿瘤等）发病、报病的管理工作,督促责任医师及时并完整报卡,认真审核并及时上报疾病预防控制中心。

第四节 健康管理对象与内容

一、健康管理对象

综合性医院健康管理工作中的管理对象,狭义上是指接受综合性医院健康服务的病人、处于特定生理状态的健康人（如孕产妇、新生儿等）、完全健康的人（如来院进行体格检查或口腔清洁的人）和其他病人家属。广义上指综合性医院辖区管理范围内的所有人群,包括社区居民和农村居民。

二、健康管理内容

（一）院前健康管理

1. 主要内容

（1）医院开展以健康体检为主要手段的健康监测工作,通过对疾病的早期筛查,达到早发现、早诊断、早治疗的目的,实现对个体和人群的院前健康管理。

（2）医院相关部门通过报纸、电视等媒体宣传手段对居民进行健康知识的普及。

（3）医院专家团队定期或不定期指导社区和基层医疗机构做好服务人群健康管理工作,并落实所属辖区内居民的高血压、糖尿病等慢性病的认定和干预工作。

（4）医院专家团队定期或不定期深入健联体内开展业务、技术指导工作。

（5）医院各部门对居民进行健康教育及健康干预,宣传医院开展的健康管理工作及健康保健和疾病相关知识,让健康管理工作走进基层、社区、家庭。

2. 健康管理重点

在院前健康管理中健康监测工作的开展尤为重要,定期监测可及早发现潜在的致病因子、早期病灶或功能异常等情况,是一种保障健康的有效手段。

(二)院中健康管理

1. 主要内容

1)门诊工作人员

门诊工作人员做好门诊人群健康管理相关工作,包括:

(1)为门诊就诊人群提供"一病两方",包括疾病治疗处方和健康教育处方,写明病人当时需要注意的事项,需要了解的健康知识以及温馨提示等。

(2)将门诊就诊病人的就诊信息及时录入病人的健康档案,内容包括病人的每次诊疗情况和健康危险因素的干预情况及病人就诊后的转归情况等。

(3)对门诊就诊人群按存在健康危险因素的程度进行分类管理。

2)相关科室

相关科室做好服务人群的健康指导和健康促进工作。

3)医院临床科室

医院临床科室开展"一病两方""五师查房"工作,并逐步将临床营养师加入其中,利用治疗膳食治疗或缓解疾病,增强其他治疗措施的临床效果,加速病人康复。

4)医院各科室

医院各科室做好医院内人群的健康管理工作,包括健康监测、评估、干预、追踪工作。

2. 健康管理重点

在院中健康管理中,健康干预尤为重要。实施健康干预是变被动的疾病治疗为主动的健康管理的过程,以达到节约医疗费用支出、维护健康和促进健康的目的,健康评估和健康干预是健康管理过程中重要的环节。

3. 院后健康管理

1)主要内容

(1)临床科室制订随访和管理计划,并按计划落实每位出院病人的电话随访工作,坚持全程的健康监测和长期跟踪指导。

(2)对于出院病人,要求由管床医生一周内进行第一次电话随访,半年后进行第二次随访,根据病人的要求和健康需求修订管理方案,并提出改进措施。对瘫痪、压疮、置管等行动不便或慢性病人群酌情上门走访、服务到家庭。健康管理科或者护理部督促病区护士长做好随访的统计、分析、上报工作。

(3)将院后健康管理与国家"双向转诊"制度相结合,当病人诊断明确、病情稳定进入康复期时,医院专业医生应填写社区卫生服务双向转诊下转单,说明诊疗过程、继续治疗的建议和注意事项,及时将病人转回社区卫生服务机构,并根据需要指导治疗和康复,必要时接受再次转诊。

2)健康管理重点

在院后健康管理中随访是工作重点,随访可以为病人提供更加全面、有效的健康管理服务,同时指导病人采取健康的生活方式,规避健康危险因素,改善疾病预后,进一步提高病人的满意度。

第五节　综合性医院健康管理服务流程

一、院前健康管理服务

（一）健康体检

医院在实际操作过程中，根据不同人群的健康需求自行确定相应的健康体检项目及服务流程，确保项目种类的全面、合理以及服务流程的便捷、高效，做好综合性医院健康管理的第一步，为接下来的健康评估、健康干预以及健康教育提供必要的依据，进而提高服务人群的满意度。

（二）健康教育

医院相关部门采取多种形式对居民开展健康教育工作，如在社区发放健康教育处方，以健联体为单位在社区创办健康教育宣传栏（牌）并每季度更新一次，定期对辖区居民开展健康教育大课堂。

（三）健康干预

医院专家团队定期或不定期指导社区和基层医疗机构做好服务人群健康管理工作并落实所属辖区内居民的高血压、糖尿病等慢性疾病的认定和干预工作，具体流程详见图1-5-1。

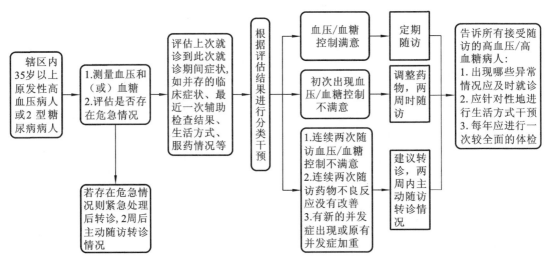

图 1-5-1　高血压、糖尿病的认定和干预工作流程

（四）健康指导

医院专家团队定期或不定期深入健联体内开展巡诊及业务、技术指导工作，具体流程详见图1-5-2。

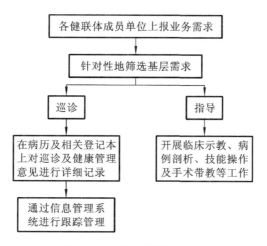

图 1-5-2　健康指导流程图

二、院中健康管理服务

(一)门诊部

门诊部工作人员做好门诊人群健康管理相关工作,工作内容包括:①为门诊就诊人群提供"一病两方"。②将门诊就诊病人的就诊信息及时录入病人的健康档案,内容包括病人的每次诊疗情况和健康危险因素的干预情况及病人就诊后的转归情况等。③对门诊就诊人群按存在健康危险因素的程度进行分类管理。具体流程详见图 1-5-3。

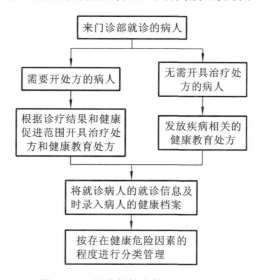

图 1-5-3　门诊部健康管理工作流程

(二)健康管理(体检)中心

健康管理(体检)中心人员做好人群的健康体检、健康指导和健康促进工作。通过体检来评价个体健康状况以及疾病风险的预测和预警,从而达到维护、改善、促进和管理健康,减少或延迟疾病发生和延长健康寿命的目的。具体流程详见图1-5-4。

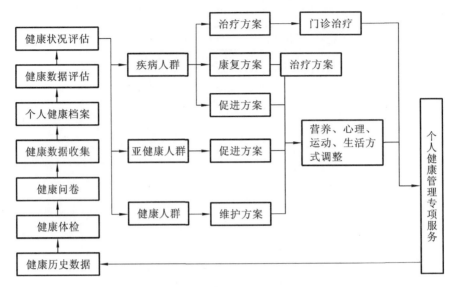

图1-5-4 健康管理(体检)中心健康管理工作流程

(三)临床科室

医院各科室每年至少开展2次"五师"(包括临床医师、护师、药师、健康管理师、心理咨询师)查房,五师查房与医院原有的三级医师查房可同步进行,相互融合、相互补充。具体工作流程详见图1-5-5。

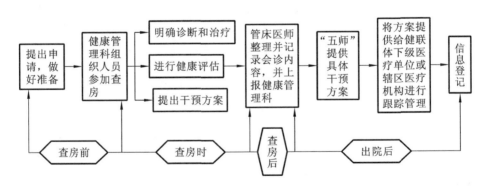

图1-5-5 临床科室的"五师"查房的具体工作流程

三、院后健康管理服务

出院病人自愿选择是否需要健康管理服务,临床科室制订随访和管理计划,并按计划落实每位出院病人的随访工作,坚持全程的健康监测和长期跟踪指导。对于出院病人,要求由管床医生一周内进行第一次电话随访,半年后进行第二次随访,根据病人的要求和健康需求修订管理方案,并提出改进措施。对瘫痪、压疮、置管等行动不便或慢性病人群酌情上门走访,服务到家庭。健康管理科或者护理部督促病区护士长做好随访的统计、分析、上报工作。同时,"五师"要对出院的病人提出疾病相关的系统的干预方案,将方案提供给健联体下级医疗单位或辖区医疗机构进行跟踪管理,并将其相关信息进行登记。具体工作流程详见图 1-5-6。

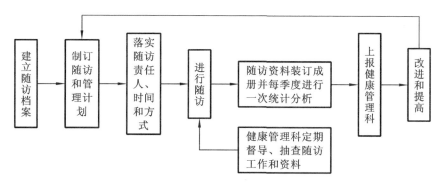

图 1-5-6 院后随访工作流程

第六节 健康管理技术方法和规范

一、院前健康管理

(一)健康体检

健康体检是用医学手段和方法进行身体检查,包括临床各科室的各种医疗设备检查,还包括围绕人体的血液、尿液、大便的化验检查。健康体检是以健康为中心的身体检查,一般是指在身体尚未出现明显疾病时,对身体进行的全面检查,以方便了解身体情况,筛查身体疾病。

1. 对象及内容

健康体检的对象为未病、初病或将病的健康或亚健康人群,包括需要体检和愿意体检的人群。健康体检的内容包括必查项目、推荐项目、参考项目、专项项目、诊查项目及其他参考项目,其中必查项目和推荐项目是体检的基本项目。

2. 实施效果评估

统计因体检而发现疾病的病人数,并将体检而发现疾病的病人与非体检而发现疾病的病人的病情、治疗效果等情况进行比较。

(二)健康教育

健康教育是指通过有计划、有组织、有系统的社会教育活动,使人们自觉地采纳有益于健康的行为和生活方式,消除或减轻影响健康的危险因素,预防疾病,促进健康,提高生活质量,并对教育效果做出评价。健康教育的核心是教育人们树立健康意识,促使人们改变不健康的行为生活方式,养成良好的行为生活方式,以降低或消除影响健康的危险因素。

1. 内容及主要形式

院前健康教育的内容包括四大领域:健康行为与生活方式、疾病预防、心理健康、生长发育与青春期保健。教育形式多样,包括如放健康教育处方、办健康教育黑板报、制作健康教育宣传牌(栏)、组织媒体宣传等,定期开展健康教育大课堂及科内工休会,注意宣传内容要通俗易懂,群众喜闻乐见。

2. 实施效果评估

对健康教育后的效果可采用问卷形式进行评估,问卷内容包括基本健康知识和理念、健康生活方式与行为、基本技能三个方面,出题以《中国公民健康素养——基本知识与技能》为依据。

(三)健康干预

健康干预主要是针对健康人群、亚健康人群、疾病人群的健康危险因素进行全面监测、分析、评估、预测、干预和维护的全过程。实施健康干预是变被动的疾病治疗为主动的健康管理,达到节约医疗费用支出、维护健康和促进健康的目的。

1. 对象及形式

健康干预的对象为 35 岁以上原发性高血压及 2 型糖尿病病人。干预形式以定期随访为主。随访内容包括:测量血压及(或)血糖值,评估是否存在危急情况,评估症状是否好转及其生活方式的改变等。

2. 实施效果评估

根据随访对象的辅助检查结果,连续三次及三次以上血压/血糖控制满意者可认为干预效果良好。此外,还可根据随访对象的满意度调查来侧面评估健康干预的实施效果。

(四)健康指导

此处的健康指导主要是指对下级或基层医疗卫生机构的人才进行健康管理相关的知识和技能教学、指导及培训。

1. 对象及形式

健康指导的主要对象是健联体中的下级医疗卫生机构,主要通过开展临床示教、病例剖析、技能操作及手术带教等工作来提高基层单位的人才素质。

2. 实施效果评估

健康指导的主要内容是各健联体单位的业务需求,可通过评估该单位在指导后某业务的实施情况(如看诊人数变化、并发症是否减少等指标)来判断。

二、院中健康管理

(一)一病两方

一病两方是指对门诊病人和住院病人除开具治疗处方外,还要根据病人的实际情况开具健康教育处方。健康教育处方主要用于健康知识的宣教,内容包括病人当时需要注意的事项、需要了解的健康知识以及温馨提示等。

1. 对象及形式

其对象包括门诊病人和住院病人,临床医师及时对病人的健康状况进行健康评估,对病人吸烟、饮酒、营养、生活习惯等方面进行干预、宣传和教育。

2. 实施效果评估

一方面,医务科定期组织人员开展督导与检查,从处方、医嘱、病历及健康教育、随访入手,发现缺陷,改正错误,指导实践,不断提高医疗与健康教育水平。另一方面,从病人的辅助检查结果及生活行为方式的改变等方面进行效果评估。

(二) 五师查房

五师查房是指在三级医师查房的基础上开展临床医师、护师、药师、健康管理师、心理咨询师联合的查房,通过资源整合,以病人的功能康复为导向,回归社会为目标,共同关注病人生理、心理、社会等多方面的需求,针对不同的病人,制订个体化、合理化、精细化的治疗方案,并进一步强化临床营养师的作用,使治疗膳食发挥应有的效果。

1. 对象及形式

其服务对象是在该院住院的病人,团队服务人员由科主任(组长)、护士长、床位医生、责任护士、康复师、社会工作者、受助者、受助者监护人等共同组成,以病人生理、心理和社会功能的提高为目标,以“医、护、康、养”相结合的团队服务模式为导向和纽带,为病人开展系统性医疗、护理和康复服务。

2. 实施效果评估

根据最新的医疗机构病历管理规定,结合五师查房制度,制订新的《住院病历评分标准》,对五师查房制度的实施效果进行评估。

三、院后健康管理

(一) 双向转诊

合理利用社区医院的硬件资源,推动基本医疗下沉到社区;同时发挥大中型医院的医疗服务优势,推动危重、疑难疾病到大中型医院开展治疗。

1. 对象及形式

双向转诊对象为符合双向转诊指征的病人。根据病人的病情需要,社区卫生服务机构的病人上转至大中型医院,或者是大中型医院的病人下转至社区卫生服务机构。

2. 实施效果评估

双向转诊需严格按照各医疗单位制订的双向转诊相关的工作方案、细则执行,由单位内部成立的双向转诊管理办公室对医院双向转诊实施情况进行督导和评估。

(二) 定期随访

出院病人自愿选择是否需要健康管理服务,临床科室制订随访和管理计划,并按计划落实每位出院病人的随访工作,坚持全程的健康监测和长期跟踪指导。

1. 对象及形式

定期随访的对象为出院病人,要求管床医生一周内进行第一次电话随访,半年后进行第二次随访,根据病人的要求和健康需求修订管理方案,并提出改进措施。对瘫痪、压疮、置管等行动不便或慢性病人群酌情上门走访、服务到家庭。

2. 实施效果评估

健康管理科定期督导、抽查随访工作和资料,并根据随访情况提出改进和提高要求。

第七节　健康管理服务要求

在综合性医院开展健康管理工作时,医院应该在机构编制、任务上积极努力达到卫计委的要求,配备相应的专业人员,规定各层级人员的工作职责,明确科室和各工作岗位的工作目标、工作内容与考核目标。在注重内涵建设的同时,应当加强环境建设,使健康管理工作落实到实处。

一、综合管理

(一)健康监测

(1)建立个人健康档案,按照国家卫生行政部门要求应包括个人信息、个人健康信息、疾病家族史、个人疾病信息、生活方式等内容。

(2)通过健康体检、健康咨询等多种健康管理服务形式进行动态健康监测,保障健康信息在医院与健康管理对象之间的及时传递,掌握即时、全面的健康状况。

(二)风险评估

(1)以问卷形式收集健康管理对象生理生化、生活行为、个人或家族健康史及其他相关数据,发现并确定与疾病有关的危险因素。通过健康监测数据对健康管理过程中生活危险因素进行评估,帮助个体识别到这些行为和风险对他们生命和健康造成的不良影响,并针对性提出改善建议,促使个体修正不健康的行为。

(2)根据风险评估结果生成风险评估报告,对疾病发生的危险性、主要影响因素、影响程度等结果以多种图表形式展现。

(三)健康干预

(1)依据风险评估结果,采取多种干预形式对健康危险因素进行干预,降低疾病风险,主要包括个体干预、群体干预、生活行为方式干预、临床干预等手段。

(2)在干预实施过程中,对健康干预对象进行健康状况追踪,通过多种方式跟踪健康管理计划的实施状况,根据对象健康状况对干预方案进行实时调整完善。

(四)效果评估

(1)通过干预前后相应指标对照、健康管理实施过程及结果分析,获得真实的健康管理效果评价,并根据健康管理效果提出合理化建议,提升健康服务对象的健康状况和生命质量。

(2)同时开展健康服务对象满意度评估,了解健康服务实施过程中的不足之处,以便进一步完善今后的健康管理工作流程。

二、院前健康管理

（一）健康教育

（1）各科健康管理责任人在健康管理科指导下负责本科日常健康教育工作的落实,包括门诊病人健康指导,入院宣教,相关疾病知识宣教,住院病人住院期间健康知识宣教,手术病人术前、术后宣教,出院病人健康指导等。

（2）医院相关部门通过报纸、电视等媒体宣传手段对居民进行健康知识的普及。

（3）各科须按健康教育工作要求,将健康教育工作列入科室工作计划,明确目标任务,并督促人员落实。

（二）孕产妇健康管理

（1）医院孕产妇健康管理包括孕早期、中期、晚期健康管理及产后访视等工作。

（2）掌握辖区育龄妇女情况,进行基本公共卫生服务项目的宣传,督促和协助孕12周前的孕妇到县妇幼保健院为其建立"孕产妇保健手册""保健卡"并进行第一次孕早期检查随访,填写相关记录。同时做好相关宣教和咨询工作。

（3）根据各项目要求,创造各项目需要的基本条件及设备,积极完善各项目。

（三）儿童健康管理

（1）儿童健康管理包括新生儿疾病筛查、婴幼儿家庭访视、托幼机构儿童健康管理和儿童健康本地调查和监测等工作。

（2）开展儿童健康管理服务的机构必须为卫生行政部门已颁发医疗机构执业许可证的医疗卫生机构,且应当具备所需的基本设备和条件。

（3）从事儿童健康管理工作的医护人员应取得执业医师资格或执业护士资格,并接受县级及以上卫生行政部门组织的健康管理保健专业技术培训,考核合格。

（4）在岗人员需定期接受儿童健康管理专业知识与技能的继续医学教育培训。

（四）慢性病健康管理

（1）慢性病健康管理包括筛查、建档、健康干预和定期随访等工作,医院专家团队定期或不定期指导社区和基层医疗机构做好服务人群健康管理工作并落实所属辖区内居民的高血压、糖尿病等慢性病的认定和干预工作。

（2）对纳入管理的慢性病病人每年应至少进行1次较全面的健康检查,可与随访相结合,具体内容参照《城乡居民健康档案管理服务规范》中的健康体检表。

（3）慢性病病人的健康管理由医生负责,应与门诊服务相结合,对未能按照管理要求接受随访的病人,医务人员应主动与病人联系,保证管理的连续性。

（4）每次提供服务后及时、如实地将相关信息记入病人的随访记录表。

（五）老年人健康管理

（1）健康管理科制订老年人健康管理方案,做好宣传告知工作。及时收集整理体检资料,建立健康档案并录入电子系统。

（2）按要求为辖区内 65 岁及以上老年人建立健康档案,老年人建档率应不低于 80％,老年人健康管理率也应不低于 80％。

（六）健康管理专家巡诊

（1）成立健康管理专家巡诊指导团队,专家巡诊指导团成员应具有中级以上技术职称,临床经验丰富,具有较高的医疗业务技术及健康管理水平。每次下基层巡诊及健康管理指导的牵头专家应由副高及以上技术职称的业务骨干担任。

（2）健联体均要根据各健联体成员单位的业务需求,有针对性地选择巡诊及指导科目,解决基层单位急需解决的技术难题和问题。

（3）对基层单位的巡诊及指导要按需求进行合理安排,原则上每周不少于 1 次。巡诊指导内容包括查房、会诊、组织疑难病探讨、手术,以及健康管理的评估、干预的相关技术指导工作。

（4）建立、完善各种登记制度,要将专家的巡诊及健康管理意见在病历及相关登记本上进行详细记录,并进入信息管理系统进行跟踪管理。

（5）对基层医疗单位的巡诊及指导工作,要注重加强基层单位的人才培养,开展临床示教、病例剖析、技能操作及手术带教等工作。

三、院中健康管理

（一）门诊人群健康管理

（1）治疗处方必须由医师开具,并严格遵循处方权限制度、管理制度和审核制度方能使用;健康教育处方主要以科学健康的方法和理念,引导病人促进健康、维护健康。

（2）凡来院就诊的病人,医师根据诊断结果下达治疗处方的同时,一并发放疾病相关的健康处方,健康管理干预门诊应做到健康教育处方发放率为 100％。

（二）服务人群健康管理

（1）医疗机构要开展由临床医师、护师、药师、健康管理师、心理咨询师共同参与的健康管理查房工作。

（2）医院内每年各科室至少开展 2 次五师查房,也可根据各科室专科病人情况酌情增加查房次数;院外健联体内每月组织一次查房,按计划完成,也可根据实际情况酌情增加查房次数。

（3）管床医师根据需要向健康管理科提出口头或书面申请。健康理科接到申请后,根据其专科或病人需要,负责组织相关专家安排时间完成。

（4）各医疗机构原开展的三级医师查房制度仍照常开展,五师查房与三级医师查房可同步进行,相互融合、相互补充。

（5）病人出院时,五师要对其提出系统的健康干预方案,将方案提供给健联体下级医疗单位或辖区医疗机构进行跟踪管理,并将其相关信息进行登记。

四、院后健康管理

（1）出院后的病人一般均须予以随访（联系不上、临终病人等情况可不随访）。对需要院外急需治疗、护理、康复和定期复诊的病人以及其他具有特殊情况的病人重点关注,须100%随访,酌情家访。

(2)各专科应根据各科室实际情况及病人病情和治疗需要制订随访时间。对治疗用药副作用较大、病情复杂和危重的病人出院后应随访一次,此后根据病情及治疗需要定期随访。

(3)建立随访档案,每位住院病人应用健康教育路径表,随表登记病人姓名、住院号、性别、年龄、联系电话、入院时间、管床医生、责任护士、诊断、出院时间、随访情况等内容。病区护士长每月将健康教育随访资料装订成册,统计分析。

(4)由管床医生落实电话随访,首次随访最好由治疗病人的副主任级以上医师负责。第二次随访由责任护士、专科护士、护士长协助落实,确保随访工作及时、规范的完成。

(5)对各病区的电话随访落实、统计分析工作,健康管理科每月督导、抽查、分析。

(6)护士长负责对出院随访情况每季度进行一次分析、记录,上报一份健康管理科,对存在的问题采取改进措施,不断提高健康服务质量。健康管理科、护理部定期对病区出院病人随访工作进行督导、检查。

五、体检人群健康管理

(1)在院长领导下,实行体检中心主任负责制,健全科室二级管理制。组织社会各界人士的健康体检工作,以服务大众健康为目的。

(2)体检主检医师应当具有内科或外科副主任医师及以上专业技术职务任职资格,并经卫生部门培训考核合格。

(3)工作人员要求严格遵守国家的法律法规和医院制定的各项规章制度,按照卫计委的《中华人民共和国执业医师法》《医疗机构管理条例》《护士条例》《医院工作制度》等法律法规开展各项工作。保证健康体检科学化、规范化、制度化。

(4)加强健康体检中的信息管理,确保信息的真实、准确和完整。未经受检者同意,不得擅自散布、泄露受检者的个人信息。

(5)通过健康体检,实现健康促进与干预,为受检者提供检后全程式的健康咨询与医疗服务。

第二章 黄陂区人民医院的健康管理创新

湖北省自从 2013 年开始健康管理的试点以来,试点地区和试点机构在各自的范围内,积极探索,勇于创新,在试点区域内一方面按照全省的要求,进行基本层面上的改革,同时积极探索符合各自地理环境和人文环境中的创新,逐步形成了各自的健康管理特色。为了系统总结两年来的健康管理工作成就,按照湖北省卫计委《关于开展 2015 年健康管理工作督导检查的通知》(鄂健管办〔2015〕4 号)文件要求,2015 年 4 月 7 日到 4 月 22 日,湖北省健康管理技术指导办公室组织了 4 个专家组对全省 17 个市、州、直管市、神农架林区健康管理工作进展情况进行了工作督导和总结。而武汉市黄陂区人民医院作为湖北省健康管理实践的先驱者,积极探索了以政府驱动为主导的健康管理新模式,成为综合性医院健康管理实践中的典范。

第一节　黄陂区人民医院概况

武汉市黄陂区人民医院(简称为黄陂区人民医院)是全区唯一的一所集医疗、科研、教学、预防、保健、康复、急救于一体的三级综合性医院,2009 年成为江汉大学附属第三医院,2011 年在全市区级医院中率先晋升为三级乙等综合性医院(图 2-1-1)。

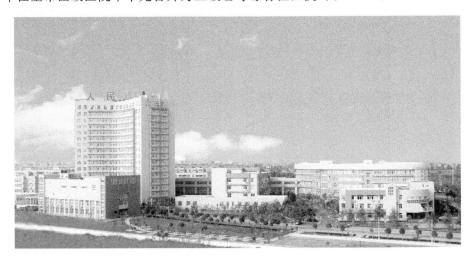

图 2-1-1　武汉市黄陂区人民医院

黄陂区人民医院现为全区医疗技术指导中心、120 急救中心、122 交通事故联动救治中心、重大突发卫生事件定点救治医院、全区医疗保险和新型农村合作医疗定点医院,是华中科技大学同济医学院、湖北中医药大学、咸宁医学院、湖北省职业技术学院医学院等 10 多所医学院校和全区医疗卫生单位的实习、进修基地,是华中科技大学同济医学院附属同济医院、华中科技大学同济医学院附属协和医院、湖北省人民医院、湖北省肿瘤医院、武汉大学中南医院、华中科技大学同济医学院附属武汉中心医院等 8 所医院技术协作单位。医院设有盘龙城院区,形成“一院两区”发展格局。

医院现占地面积 150 余亩,建筑面积 118500 m²,编制床位 1450 张。2016 年门诊量 75 万余人次,出院量 7.7 万余人次,手术量 2.1 万余例,服务范围涵盖全区并辐射到周边红安、大悟、新洲及武汉市区人群。其住院大楼和门诊大厅分别见图 2-1-2 和图 2-1-3。

医院设有 63 个临床医技科室,共 22 个一级诊疗科目(图 2-1-4),其中内科系列分设心血管内科、神经内科、呼吸内科、消化内科、风湿内分泌科、肾病内科、综合内科、肿瘤内科、小儿内科和感染性疾病科。外科系列分设外一科（肝胆胰脾外科和血管外科、小儿外科）、外二科（胃肠、乳甲和烧伤整形外科）、外三科（胸外、脑外、泌外）、骨一科和骨二科，同时分设妇科、产科、肛肠科、新生儿科、重症医学科、眼科、耳鼻喉科、口腔科、皮肤科、康复理疗科和心理咨询科等优势学科。中医脾胃病科为湖北省县级医院中医重点专科、市级中医临床重点专科。肛肠科、骨科、麻醉科等为市级临床重点专科，同时骨科被授予"国家住院医师培训基地"称号。

医院蝉联"全国百姓放心百佳示范医院"称号，成为全国健康管理示范基地，通过 ISO 9001 国际质量管理体系认证，并先后荣获"全国综合医院

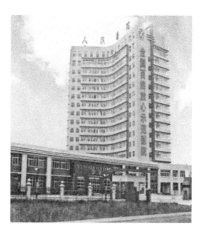

图 2-1-2 "人"字形住院大楼

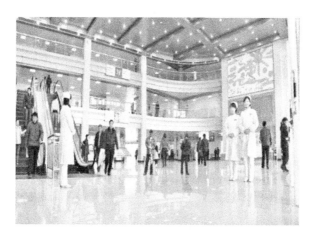

图 2-1-3 宽敞明亮的门诊大厅

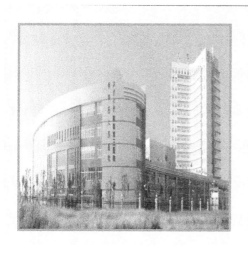

63个临床医技科室

22个一级诊疗科目

编制床位1450张

图 2-1-4 科室设置

中医药工作示范单位""湖北省文明单位""湖北省卫生计生行业文明创建先进单位""湖北省群众满意的窗口单位""湖北省卫生先进单位""湖北省平安医院创建活动先进单位""湖北省诚信单位""湖北省健康促进医院""全省医政医管工作先进单位""武汉市文明单位""武汉市创建全国文明城市工作先进集体""武汉市创建国家卫生城市工作先进单位""全市医疗质量管理先进单位""武汉市优质护理服务优秀医院""武汉五一劳动奖状""武汉市和谐企业""武汉市先进基层党组织""武汉市职工职业道德建设先进单位""黄陂区先进基层党组织""黄陂区社会管理综合治理优胜单位""黄陂区最佳文明单位"等(图2-1-5)。

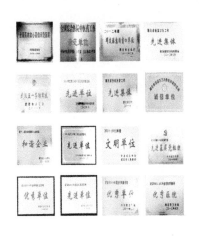

- 全国百姓放心百佳示范医院
- 全国综合医院中医药工作示范单位
- 湖北省卫生先进单位、湖北省诚信单位
- 湖北省平安医院创建活动先进单位
- 武汉市文明单位、和谐企业
- 武汉五一劳动奖状、先进基层党组织
- 黄陂区最佳文明单位
- 黄陂区先进基层党组织

图 2-1-5　荣誉称号

目前,医院职工总数 1551 人,卫生专业技术人员(简称卫技人员)1366 人,占到了88.07%;中级及以上职称人数占总的有职称人数的 37.12%,本科及以上学历占 44%(图2-1-6)。

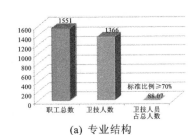

(a) 专业结构

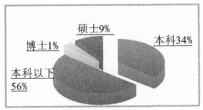

(b) 卫技人员职称结构图

(c) 学历结构

图 2-1-6　人员结构

2016 年门诊量为 75 万余人次,出院量为 7.7 万余人次(图 2-1-7),手术量为 2.1 万余例,服务范围涵盖全区并辐射到周边红安、大悟、新洲及武汉市市区人群。

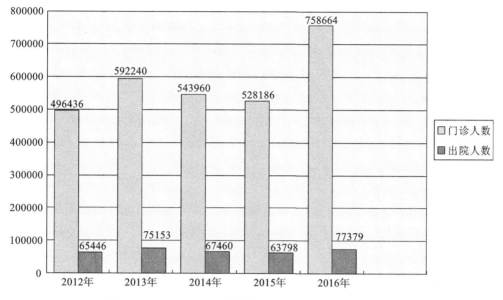

图 2-1-7　2012—2016 年黄陂区人民医院门诊、出院情况

第二节　黄陂区人民医院健康管理体系

黄陂区人民医院设立健康管理科,组建健康管理服务团队,开展多部门协作的健康管理服务:一方面将其作为专业学科打造,加大硬件投入和人才培养,逐步形成了一支具有较高素养的专业健康管理专家团队;另一方面赋予其管理职能,负责对全院及"健联体"内健康管理工作的指导、监督和考核,指导卫生院健康管理门诊和村健康管理室开展健康管理工作,形成健康教育、高危因素干预、就医指导等慢性病防控三级服务格局。

一、健康管理科

医院将健康管理科作为院职能部门进行建设,设定 1 名主任和 5 名工作人员,提供专门的办公场所和必要的办公设备,制订工作制度和职责(督促、协调、指导医院相关科室开展院前、院中、院后健康管理,重点督导本院体检人群和就诊人群的健康管理,对基层"健联体"进行技术指导,完成上级部门、医院交给的其他工作),规范工作流程,明确工作任务,以使健康管理科能很好地履行管理职能。

二、健康管理服务团队

医院组建脑卒中、高血压、糖尿病、肿瘤疾病管理服务团队,预防和控制慢性病的发生,促进人类健康、减少疾病发生、降低医疗费用;安排健康管理师、心理咨询师、营养师团队做好院内、院外人群的健康教育、健康促进,以及五师查房等工作;推进体检后总检、干预指导专家团队建设,做好体检后人群的总检、分类跟踪干预工作。

三、多部门协作开展健康管理

健康管理科作为医院职能管理部门,对全院的健康管理工作进行指导和协调,与其他职能部门相互协作,对各相关科室和部门的健康管理工作进行绩效评估。目前,医院健管理科除几名工作人员外,还在全院培养了一批经过专业培训的健康管理师、营养师、心理咨询师,以他们为骨干,带动全院健康管理工作,加强全院培训,以观念的转变和理念的创新推动健康管理工作的发展,使以病人为中心和以健康为中心的两个理念有机结合,形成全院人人参与健康管理的氛围。

第三节　黄陂区人民医院健康管理对象与内容

一、健康管理对象

黄陂区人民医院健康管理对象,狭义上是指接受黄陂区人民医院健康服务的病人、处于特定生理状态的健康人(如孕产妇、新生儿等)、完全健康的人(如来院进行体格检查或口腔清洁的人)和其他病人家属,广义上是指黄陂区管理范围内的所有人群,包括社区居民和农村居民。

二、健康管理内容

(一) 院前健康管理

1. 主要内容

院前健康管理服务主要是抓好健康教育和健康促进。

(1) 医院通过报纸、电视、讲座、现场解答等方式积极对居民进行健康教育及健康干预,宣传医院健康管理开展的工作及健康保健和疾病相关知识(图 2-3-1、图 2-3-2)。

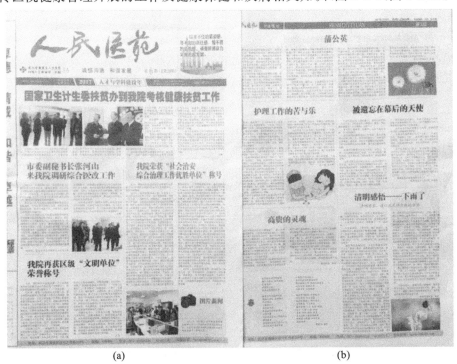

(a)　　　　　　　　(b)

图 2-3-1　《人民医苑》报示意图

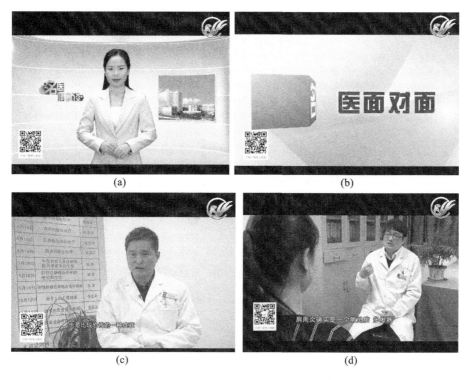

图 2-3-2 "名医健康谈"

（2）医院通过定期的"医疗乡村行""健康教育乡村行""健康大讲堂"活动让健康管理
工作走进基层、社区、家庭（图 2-3-3 至图 2-3-6）。

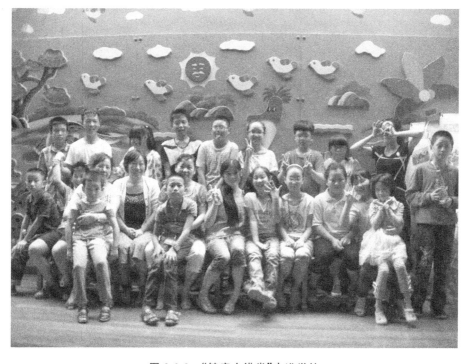

图 2-3-3 "健康大讲堂"走进学校

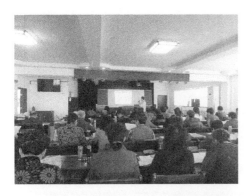
图 2-3-4　"健康大讲堂"走进老年大学

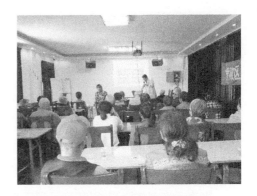
图 2-3-5　"健康大讲堂"走进老年公寓

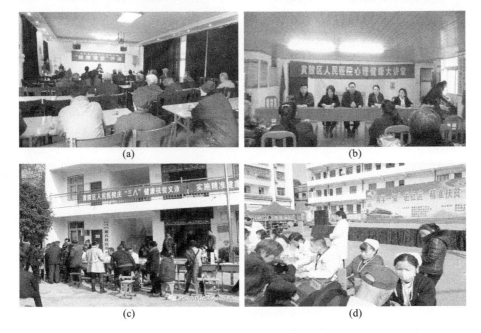

图 2-3-6　"健康大讲堂"走进社区

（3）医院安排高血压、糖尿病健康管理认定专家到基层卫生院为高血压病人和糖尿病病人进行慢性病认定，并与高血压、糖尿病高危人群进行面对面的个性化健康干预，为其制订健康干预方案（图 2-3-7）。

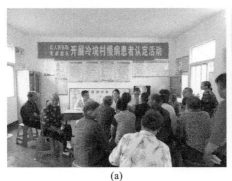

图 2-3-7　高血压、糖尿病病人慢性病认定活动

（4）健康管理工作深入老年人群，定期为老年大学、老年公寓医养结合点入住的老年人开展"健康大课堂"活动。

2. 健康管理重点

在院前健康管理中健康监测工作的开展尤为重要，定期监测可及早发现潜在的致病因子、早期病灶或功能异常等情况，是一种保障健康的有效手段。

（二）院中健康管理

1. 主要内容

（1）加强门诊人群健康管理，落实"一病两方"及首诊测血压工作。

（2）加强住院人群的健康管理，开展了具有医院特色的"一病两方"（疾病治疗处方、健康教育处方）（图 2-3-8）及五师查房（由医师、护师、药师、健康管理师、心理咨询师共同联合查房），医院院内每年各科室至少开展 2 次五师查房（图 2-3-9、图 2-3-10），各科室也可根据专科病人情况酌情增加查房次数。

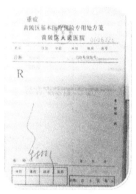 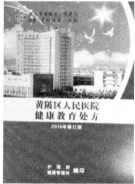 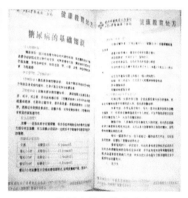

（a）疾病治疗处方　　　　（b）健康教育处方　　　　（c）糖尿病健康教育处方

图 2-3-8　疾病治疗处方和健康教育处方示意图

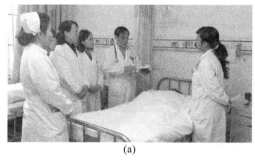 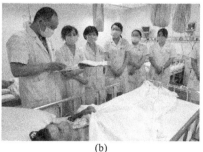

（a）　　　　　　　　　　　　　　（b）

图 2-3-9　院内五师查房

（3）将健康教育工作制度化，制订院中健康教育路径表（一）（二）（图 2-3-11）及质量考核评价标准（图 2-3-12）。

2. 健康管理重点

在院中健康管理中，健康干预尤为重要。实施健康干预是变被动的疾病治疗为主动的

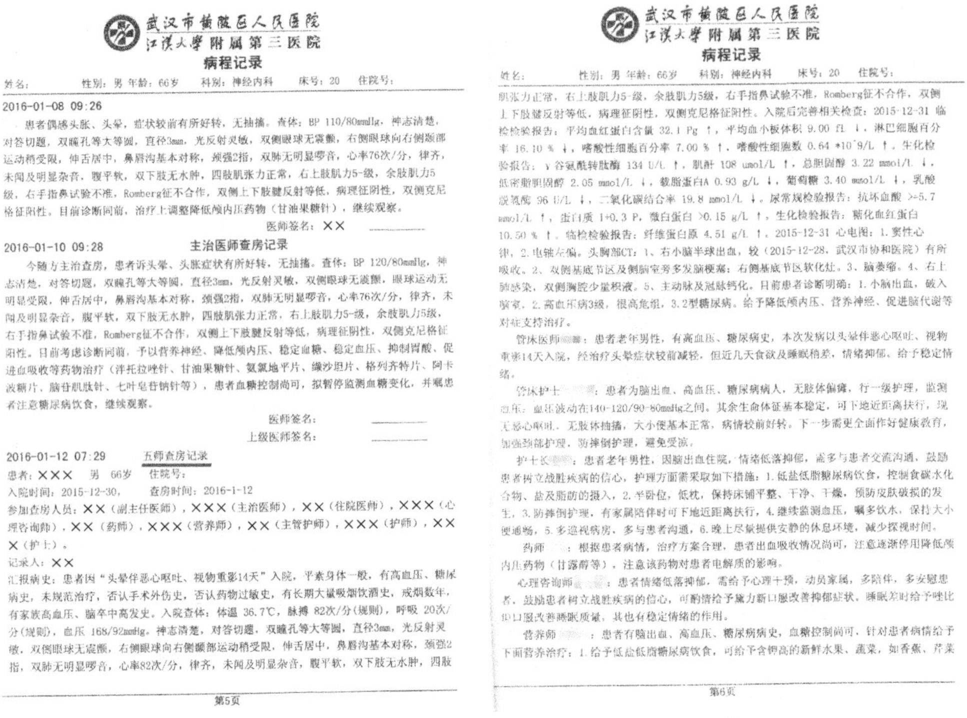

武汉市黄陂区人民医院
江汉大学附属第三医院
病程记录

姓名：　性别：男 年龄：66岁　科别：神经内科　床号：20　住院号：

2016-01-08 09:26

患者偶感头胀、头晕，症状较前有所好转，无抽搐。查体：BP 110/80mmHg，神志清楚，对答切题，双瞳孔等大等圆，直径3mm，光反射灵敏，双侧眼球无震颤，右侧眼球向右侧颞部运动稍受限，伸舌居中，鼻唇沟基本对称，颈强2指，双肺无明显啰音，心率76次/分，律齐，未闻及明显杂音，腹平软，双下肢无水肿，四肢肌张力正常，右上肢肌力5-级，余肢肌力5级，右手指鼻试验不准，Romberg征不合作，双侧上下肢腱反射等低，病理征阴性，双侧克尼格征阳性。目前诊断同前，治疗上调整降低颅内压药物（甘油果糖针），继续观察。

医师签名：XX

2016-01-10 09:28　主治医师查房记录

今随方主治查房，患者诉头晕、头胀症状有所好转，无抽搐。查体：BP 120/80mmHg，神志清楚，对答切题，双瞳孔等大等圆，直径3mm，光反射灵敏，双侧眼球无震颤，眼球运动无明显受限，伸舌居中，鼻唇沟基本对称，颈强2指，双肺无明显啰音，心率76次/分，律齐，未闻及明显杂音，腹平软，双下肢无水肿，四肢肌张力正常，右上肢肌力5-级，余肢肌力5级，右手指鼻试验不准，Romberg征不合作，双侧上下肢腱反射等低，病理征阴性，双侧克尼格征阳性。目前考虑诊断同前，予以营养神经、降低颅内压、稳定血糖、稳定血压、抑制胃酸、促进血吸收等药物治疗（泮托拉唑针、甘油果糖针、氨氯地平片、缬沙坦片、格列齐特片、阿卡波糖片、脑苷肌肽针、七叶皂苷钠针等），患者血糖控制尚可，拟暂停监测血糖变化，并嘱患者注意糖尿病饮食，继续观察。

医师签名：
上级医师签名：

2016-01-12 07:29　五师查房记录

患者：XXX　男　66岁　住院号：
入院时间：2015-12-30，　查房时间：2016-1-12
参加查房人员：XX（副主任医师），XXX（主治医师），XX（住院医师），XXX（心理咨询师），XX（药师），XXX（营养师），XX（主管护师），XXX（护师），XXX（护士）。
记录人：XX

汇报病史：患者因“头晕伴恶心呕吐、视物重影14天”入院，平素身体一般，有高血压、糖尿病史，未规范治疗，否认手术外伤史，否认药物过敏史，有长期大量吸烟饮酒史，戒烟数年，有家族高血压、脑卒中高发史。入院查体：体温 36.7℃，脉搏 82次/分(规则)，呼吸 20次/分(规则)，血压 168/92mmHg。神志清楚，对答切题，双瞳孔等大等圆，直径3mm，光反射灵敏，双侧眼球无震颤，右侧眼球向右侧颞部运动稍受限，伸舌居中，鼻唇沟基本对称，颈强2指，双肺无明显啰音，心率82次/分，律齐，未闻及明显杂音，腹平软，双下肢无水肿，四肢

第5页

(a)

武汉市黄陂区人民医院
江汉大学附属第三医院
病程记录

姓名：　性别：男 年龄：66岁　科别：神经内科　床号：20　住院号：

肌张力正常，右上肢肌力5-级，余肢肌力5级，右手指鼻试验不准，Romberg征不合作，双侧上下肢腱反射等低，病理征阴性，双侧克尼格征阳性。入院后完善相关检查：2015-12-31 临检检验报告：平均血红蛋白含量 32.1 Pg ↑，平均血小板体积 9.00 fL ↓，淋巴细胞百分率 16.10 % ↓，嗜酸性细胞百分率 7.00 % ↑，嗜酸性细胞数 0.64 *10^9/L ↑。生化检验报告：γ谷氨酰转肽酶 134 U/L ↑，肌酐 108 umol/L ↑，总胆固醇 3.22 mmol/L ↓，低密脂胆固醇 2.05 mmol/L ↓，载脂蛋白A 0.93 g/L ↓，葡萄糖 3.40 mmol/L ↓，乳酸脱氢酶 96 U/L ↓，二氧化碳结合率 19.8 mmol/L ↓。尿常规检验报告：抗坏血酸 >=5.7 mmol/L ↑，蛋白质 1+0.3 P，微白蛋白 >0.15 g/L ↑，生化检验报告：糖化血红蛋白 10.50 % ↑。临检检验报告：纤维蛋白原 4.51 g/L ↑。2015-12-31 心电图：1. 窦性心律，2. 电轴左偏。头胸部CT：1、右小脑半球出血，较（2015-12-28，武汉市协和医院）有所吸收。2、双侧基底节区及侧脑室旁多发脑梗塞；右侧基底节区软化灶。3、脑萎缩。4、右上肺感染，双侧胸腔少量积液。5、主动脉及冠脉钙化。目前患者诊断明确：1. 小脑出血，破入脑室，2. 高血压病3级，很高危组，3. 2型糖尿病。给予降低颅内压、营养神经、促进脑代谢等对症支持治疗。

管床医师：患者老年男性，有高血压、糖尿病史，本次发病以头晕伴恶心呕吐、视物重影14天入院，经治疗头晕症状较前减轻，但近几天食欲及睡眠稍差，情绪抑郁。给予稳定情绪。

管床护士：患者为脑出血、高血压、糖尿病病人，无肢体偏瘫，行一级护理，监测血压：血压波动在140-120/90-80mmHg之间。其余生命体征基本稳定，可下地近距离扶行，现无恶心呕吐，无肢体抽搐，大小便基本正常，病情较前好转。下一步需更全面作好健康教育，加强颈部护理，防摔倒护理，避免受凉。

护士长：患者老年男性，因脑出血住院，情绪低落抑郁，需多与患者交流沟通，鼓励患者树立战胜疾病的信心，护理方面需采取如下措施：1. 低盐低脂糖尿病饮食，控制食碳水化合物、盐及脂肪的摄入，2. 半卧位，低枕，保持床铺平整、干净、干燥，预防皮肤破损的发生，3. 防摔倒护理，有家属陪伴时可下地近距离扶行，4. 继续监测血压，嘱多饮水，保持大小便通畅，5. 多巡视病房，多与患者沟通，6. 晚上尽量提供安静的休息环境，减少探视时间。

药师：根据患者病情，治疗方案合理，患者出血吸收情况尚可，注意逐渐停用降低颅内压药物（甘露醇等），注意该药物对患者电解质的影响。

心理咨询师：患者情绪低落抑郁，需给予心理干预，动员家属，多陪伴，多安慰患者，鼓励患者树立战胜疾病的信心，可酌情给予黛力新口服改善抑郁症状。睡眠差时给予唑比坦口服改善睡眠质量，其也有稳定情绪的作用。

营养师：患者有脑出血、高血压、糖尿病病史，血糖控制尚可，针对患者病情给予下面营养治疗：1. 给予低盐低脂糖尿病饮食，可给予含钾高的新鲜水果、蔬菜，如香蕉、芹菜

第6页

(a)　(b)

图 2-3-10　五师查房病程记录

健康管理的过程，达到节约医疗费用支出、维护健康和促进健康的目的，健康评估和健康干预是健康管理过程中重要的环节。

2014 年黄陂区人民医院共发放“一病两方”处方数为 727000 份，2015 年为 743000 份，2016 年为 827000 份，呈逐年上升趋势(图 2-3-13)。

凡来院就诊的病人，医师根据诊断结果下达治疗处方，同时发放疾病相关健康教育处方，高血压、糖尿病、脑卒中、肿瘤、心理咨询五大特色干预门诊应做到健康教育处方发放率为 100%。2014 年至 2016 年，五大特色干预门诊分别发放“一病两方”处方数呈逐年上升趋势(图 2-3-14)。

（三）院后健康管理

1. 主要内容

(1) 医院为每一位出院病人建立健康档案，坚持全程的健康监测和长期跟踪指导，保证对每一位出院病人进行电话随访并发送健康短信等服务。

(2) 制订随访和管理计划，并按计划落实每位出院病人的电话随访工作(图 2-3-15、图 2-3-16)，随访率达到 100%。

(3) 对瘫痪、压疮、置管等行动不便或慢性病人群酌情上门走访、服务到家庭(图 2-3-17)，家访率为 5%～10%。

(4) 尤其是对高血压、糖尿病、脑卒中、肿瘤四大非传染性慢性病病人制订特制的出院跟踪随访表，进行第二次电话随访(图 2-3-18)。定期根据高血压、糖尿病、脑卒中、肿瘤四

综合医院
健康教育路径表（一）（修改版）

姓名________ 性别____ 年龄____ 科别________ 床号____ 住院号___
联系电话______________ 就医身份类别__________ 诊断__________

入院时间：　　　　出院时间：　　　　管床医生：　　　　责任护士：

项目	宣教内容	宣教项目	宣教时间	宣教护士	患方签名
入院宣教 第 1 天	1. 环境设施　9. 住院须知（作息时间、留陪等） 2. 管床医生　10. 科主任 3. 责任护士　11. 护士长 4. 探视陪护等制度　12. 安全管理（防跌倒/走失等） 5. 佩戴腕带　13. 疾病相关知识（活动、饮食等） 6. 办理医保农合相关手续　14. 订餐、科室联系方式 7. 住院清单查询方法　15. 心理护理 8. 路径指导　16. 发放相关健教处方				
疾病知识 第　天 至 第　天	1. 疾病相关知识　11. 药物作用及注意事项 2. 检查相关注意事项　12. 监护仪使用注意事项 3. 氧气使用注意事项　13. 各种管道注意事项 4. 发热的处理　14. 疼痛的处理 5. 活动方法　15. 饮食种类 6. 治疗及用药相关知识　16. 吸痰目的及注意事项 7. 预防跌倒/坠床　17. PICC 注意事项 8. 预防脱管　18. 留置针注意事项 9. 预防压疮　19. 功能锻炼 10. 预防烫伤　20. 心理护理				
出院指导 第　天	1. 休息与活动　7. 咨询电话 2. 按医嘱服药　8. 结账、报销手续及方法 3. 康复训练　9. 后医院服务 4. 饮食营养　10. 心理护理 5. 不适随诊　11. 健康管理：健康管理方案（出院后跟踪、干预）、发放温馨提示卡 6. 定期复查，复查方法				
出院随访	1. 目前身心健康状况： 2. 健康管理指导（饮食、休息、用药、康复训练、生活方式、跟踪干预问题落实情况）： 3. 患方对医院或科室工作的意见、建议： 患者住址：　　　随访时间：　　　随访者：				

综合医院
健康教育路径表（二）（修改版）

姓名________ 床号_____ 年龄_____ 科别________ 住院号________
联系电话__________ 就医身份类别__________ 诊断________

入院时间：　　　　出院时间：　　　　管床医生：　　　　责任护士：

项目	宣教内容	宣教项目	宣教时间	宣教护士	患方签名
入院宣教 第 1 天	1. 环境设施　8. 住院须知（作息时间等） 2. 管床医生　9. 科主任 3. 责任护士　10. 护士长 4. 探视陪护等制度　11. 安全管理（防跌倒/走失等） 5. 佩戴腕带　12. 路径指导 6. 办理医保农合相关手续　13. 订餐、科室联系方式 7. 住院清单查询方法　14. 疾病相关知识（活动、饮食等） 15. 发放相关健教处方				
疾病知识 第　天 至 第　天	1. 疾病相关知识　6. 饮食的种类 2. 用药种类、作用及注意事项　7. 发热的处理 3. 检查相关知识及注意事项　8. 疼痛的处理 4. 监护仪及氧气使用注意事项　9. 留置针注意事项 5. 各种管道注意事项　10. 心理护理				
术前指导 第　天	1. 术中体位的适应性锻炼　5. 术前物品准备 2. 床上排便的训练　6. 管道注意事项 3. 术前身心准备　7. 术前发放 4. 有关技能的掌握　8. 发放相关健康教育处方				
术后指导 第　天 至 第　天	1. 发热的处理　10. 饮食种类 2. 活动方法　11. 给氧目的及注意事项 3. 治疗及用药相关知识　12. 吸痰目的及注意事项 4. 留置针注意事项　13. 预防压疮 5. PICC 注意事项　14. 预防坠床或跌倒 6. 预防跌倒　15. 预防烫伤 7. 预防脱管　16. 功能锻炼 8. 疼痛的处理　17. 心理护理 9. 口腔护理　18. 发放相关健康教育处方				
出院指导 第　天	1. 休息与活动　7. 咨询电话 2. 按医嘱服药　8. 结账、报销手续及方法 3. 康复训练　9. 后医院服务 4. 饮食营养　10. 心理护理 5. 不适随诊　11. 健康管理：健康管理方案（出院后跟踪、干预）、发放温馨提示卡 6. 定期复查，复查方法				
出院随访	1. 患者目前身心健康状况： 2. 健康管理指导（饮食、休息、用药、康复训练、生活方式、跟踪干预问题落实情况）： 3. 患方对医院或科室工作的意见或建议： 患者住址：　　　随访时间：　　　随访者：				

图 2-3-11　健康教育路径表

黄陂区人民医院
院中健康教育质量考核评价标准（修改版）

序号	标准与要求	标准分100	考核方法	扣分标准	扣分及理由
1 组织管理	病区有专人管理健康育工作，认真履行职责，有分析与持续改进记录	6	查资料	一项不符要求扣2分	
2 入院宣教	介绍病房环境、基本设施、便民措施等	3	问病人	一项未落实扣1分	
	介绍病房的规章制度	4	问病人	一项未落实扣1分	
	告知患者权利和义务	2	问病人	一项未落实扣1分	
	患者入院后24小时内完成入院宣教，及时记录，护患签名	3	问病人	一项未落实扣1分	
4 住院介绍	讲解疾病相关知识	2	问病人	未落实扣1分	
	饮食、活动指导	4	问病人	一项未落实扣2分	
	讲解药物主要作用、副作用、用法、用药的注意事项	4	问病人	一项未落实扣1分	
	各项护理操作前讲解目的、步骤、需要配合的注意事项	6	问病人	一项未落实扣2分	
	心理指导	2	问病人	未落实扣2分	
	患者基础疾病相关注意事项	2	问病人	未落实扣2分	
	患者入院2日内完成住院的相关健康教育并发放健教处方	2	问病人	落实不及时扣2分	
	标本采集的目的、注意事项	4	问病人	一项未落实扣2分	
	特殊检查前、后注意事项	4	问病人	一项未落实扣2分	
	术前、术后注意事项	4	问病人	一项未落实扣2分	

图 2-3-12　质量考核评价标准

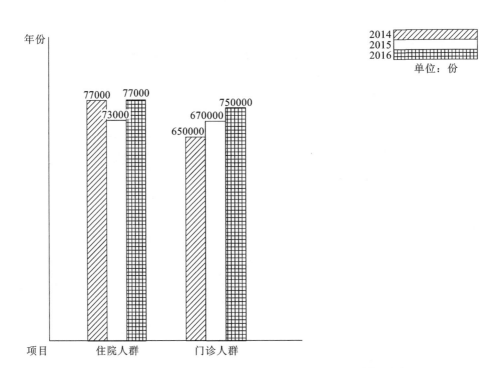

图 2-3-13　黄陂区人民医院门诊及住院发放"一病两方"处方数

大慢性病的特点从用药、饮食、运动、心理等方面进行干预、跟踪管理。

2. 健康管理重点

在院后健康管理中随访是工作重点，随访可以为病人提供更加全面、有效的健康管理

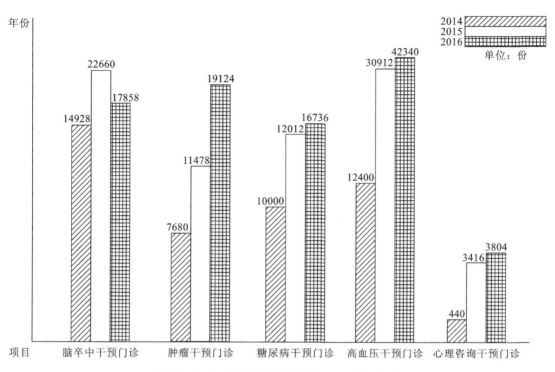

图 2-3-14 五大干预门诊发放"一病两方"处方数

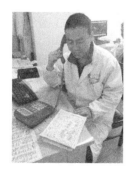

图 2-3-15 管床医生电话随访

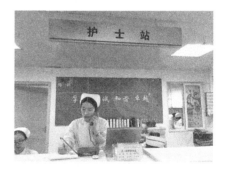

图 2-3-16 责任护士电话随访

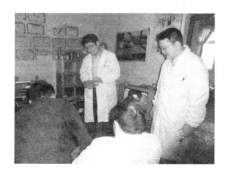

图 2-3-17 医生酌情家访

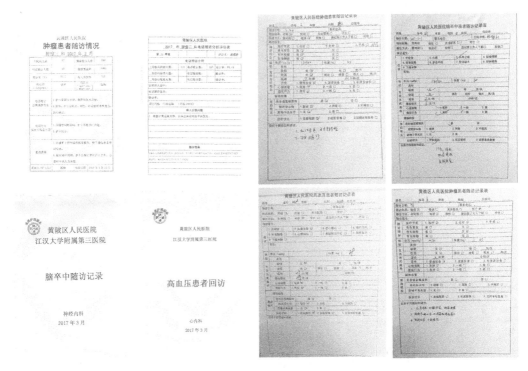

图 2-3-18　慢性病二次随访情况记录表示意图

服务,同时指导病人采取健康的生活方式,规避危险因素,改善疾病预后,进一步提高病人的满意度。

(四)特色干预门诊健康管理服务

1. 主要内容

(1) 医院针对健康危险因素已设立高血压、糖尿病、脑卒中、肿瘤、心理咨询五大特色干预门诊,门诊设候诊区、健康宣教区、诊疗区(图 2-3-19 至图 2-3-23)。五大特色干预门诊特点如下。

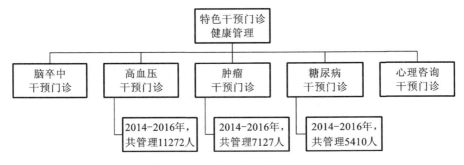

图 2-3-19　特色干预门诊健康管理

门诊诊室配备具有健康管理师资质的专科护士,完成就诊人群首诊监测与评估,与医师共同制订高风险、疾病人群的诊疗计划,并做好就诊人群危险因素的监测、健康咨询、健康再评估、健康干预及相关信息登记、后续的跟踪随访。

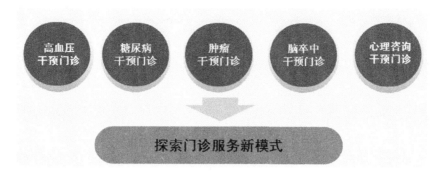

图 2-3-20　门诊服务新模式图

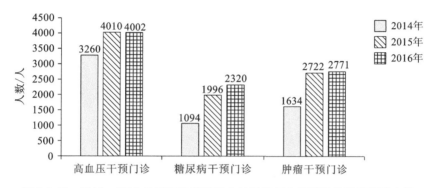

图 2-3-21　2014—2016 年武汉市黄陂区人民医院三大干预门诊健康管理人数

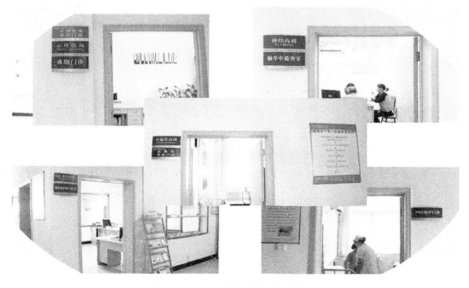

图 2-3-22　五大特色门诊病室图

门诊信息平台与"健联体"内健康管理中心、基层卫生院、社区卫生服务中心、村卫生室等的信息平台实现互联、互通、互享,并与我院健康管理中心、住院信息系统信息共享,探索公立医院门诊服务新模式,针对健康危险因素积极设立糖尿病、高血压、脑卒中、肿瘤、心理咨询等特色干预门诊,与基层医疗机构通过资源共享、人才共享、信息共享,共同管理慢性病人群。

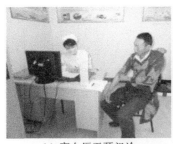

(a) 高血压干预门诊

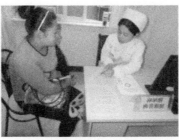
(b) 糖尿病干预门诊

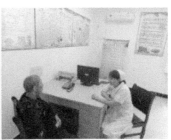
(c) 肿瘤干预门诊

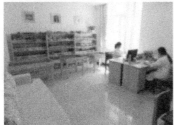
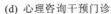
(d) 心理咨询干预门诊

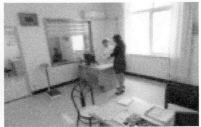
(e) 脑卒中干预门诊

图 2-3-23　五大特色干预门诊

这样既有利于区域内就诊人群的双向转诊，又有利于高风险人群全程的跟踪管理。这些干预门诊专家和专科护士，还定期在院内、外开展"健康大课堂"活动，通过发放健康教育宣传册、健康教育处方、建立 QQ 群、微信群等方式为病人提供健康管理服务。

（2）门诊室内外更新、制作各专科疾病的相关知识健康宣教牌，配备电视宣教进行电子滚动宣传，由专职护士完成相应危险因素的监测及健康咨询、健康评估、健康干预、健康促进和就诊病人的信息登记以及后续的跟踪随访、与下级医疗机构的信息对接工作。

（3）干预门诊实行信息化管理，通过软件系统可以查看到门诊就诊病人的基本信息以及体检后糖尿病、高血压、肥胖人群的健康信息。

2．健康管理重点

在特色门诊健康管理中随访是工作重点，随访可以为病人提供更加全面、有效的健康管理服务，同时指导病人采取健康的生活方式，规避健康危险因素，改善疾病预后，进一步提高病人的满意度。

（五）健康体检延伸服务

健康管理中心分为三大区域（图 2-3-24）：健康体检区、健康管理区、健身运动区。健康管理中心除做好院内健康管理工作外，还指导、监督、考核"健联体"内各单位健康管理室、健康管理门诊的工作。

2016 年 8 月，黄陂区人民医院成为全国区县级医院中少有获得"全国健康管理示范基地"称号的医院。

（1）健康体检区：为体检人群提供舒心的人性化一站式体检服务，提供免费营养早餐，提供健康人群体检信息。

（2）健康管理区：主要完成体检人群的后续延伸服务。体检人群信息通过软件系统传输到健康管理区，根据体检人群阳性结果和问卷调查为体检人群提供健康评估、生成健康

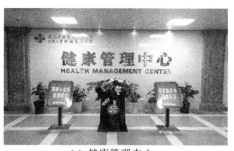

(a) 健康管理中心

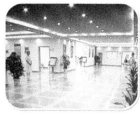

(b) 健康体检区

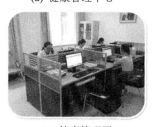

(c) 健康管理区

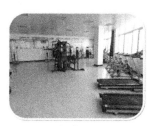

(d) 健身运动区

图 2-3-24　健康管理中心

管理报告,由健康管理团队对体检人群进行健康干预、健康跟踪随访等全程高效的健康管理服务。为团体体检单位提供团体的健康管理评估报告,针对团体报告的异常结果采取多种形式进行干预。

（3）健康运动区（非药物干预体重管理基地）：设置有有氧运动室和健康操房,配备高档的运动设备和专业的健康管理团队,为健康运动管理提供专业的指导和服务。

健康管理中心与区疾控中心、基层医疗机构、社区卫生服务中心实现体检信息互联、互通、互享。对体检后人群进行分层管理:健康、亚健康、低风险人群交由"健联体"基层卫生医疗机构管理,疾病、高风险人群交由人民医院门诊、住院部进行管理（图 2-3-25）。目前健康管理中心管理人数近 4 万人,其中糖尿病 5410 人、肿瘤 7127 人、高血压 11272 人、肥胖 8186 人、全区副科级及以上干部保健 1330 人。

健康管理服务形式和健康管理项目内容一览表分别见图 2-3-26 和图 2-3-27。

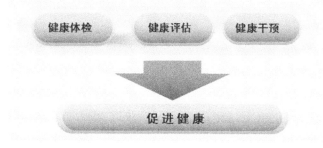

图 2-3-25　人群分层管理

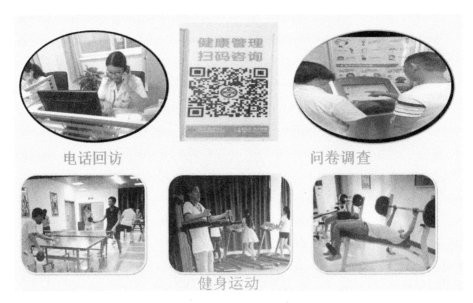

图 2-3-26　健康管理服务形式

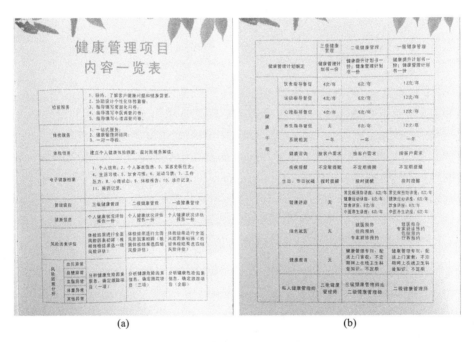

(a)　　　　　　　　　　　　(b)

图 2-3-27　健康管理项目内容一览表示意图

（六）医养结合健康养老服务

黄陂区人民医院探索医养结合健康养老新模式,与"知青岁月健康养老公寓"一起进行医养结合试点(图 2-3-28)。医院与"知青岁月健康养老公寓"签订了协议书,并组建了专门的健康管理专家团队,设置了医务诊疗室、中医康复室、健康管理室,为入住的老年人配备了健康小屋,可以随时监测 BMI(身体质量指数)、血压、血糖并及时干预(图 2-3-29),提供了针对性体检(图 2-3-30),并建立健康档案,形成历年对比。专家组队体检后对结果实施了健康评估,为老年人制订了中西医个性化健康管理方案,并定期组织健康管理专家为公

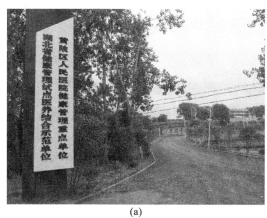

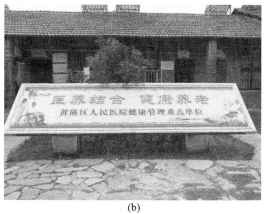

(a)　　　　　　　　　　　　　　　　(b)

图 2-3-28　黄陂区人民医院健康管理重点单位

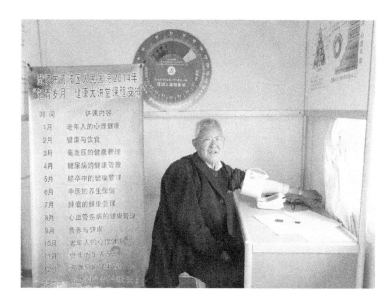

图 2-3-29　为老年人测血压

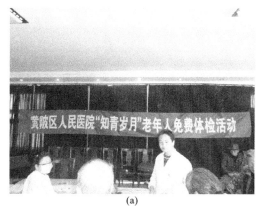

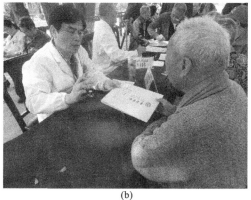

(a)　　　　　　　　　　　　　　　　(b)

图 2-3-30　免费体检活动

寓老年人进行健康知识宣传、义诊，并为老年人发放健康教育相关资料（图 2-3-31），帮助老人们实现科技、生态、人文、健康养老。开通转诊、就诊绿色通道，为医养结合点老年人的就医、检查提供便利。

黄陂区人民医院健康管理六项服务流程图见图 2-3-32。

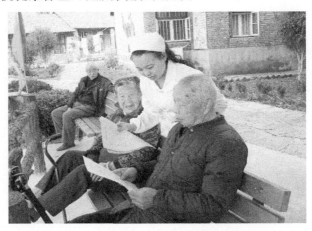

图 2-3-31　为老年人发放健康教育相关资料

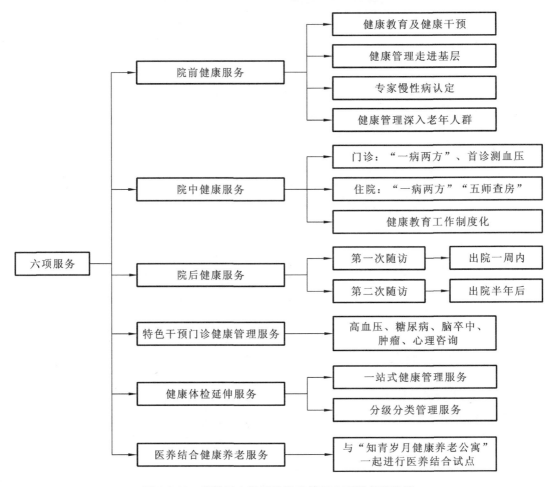

图 2-3-32　黄陂区人民医院健康管理六项服务流程图

第四节　黄陂区人民医院健康管理服务模式

一、背景

2013年3月,按照《黄陂区乡村医疗卫生集团化管理实施方案》(陂卫〔2013〕23号)的部署和要求,以黄陂区人民医院为龙头,联合盘龙城、横店、李集、祁家湾、罗汉、天河、滠口、武湖、三里、前川、鲁台、大潭12家基层医疗卫生机构,组建了黄陂区人民医院医疗联合体(简称医联体)。

2013年10月,黄陂区被省卫计委确定为全省健康管理试点地区,黄陂区人民政府将健康管理试点工作列入2014年重点工作内容,医院转变发展理念,从单纯的注重医疗工作转变为医疗、保健、预防并重,为推动医疗、保健、预防结合,开展健康管理,实现以疾病为中心向以健康为中心的转变,落实医疗改革工作。

二、健联体运营模式

黄陂区人民医院在打造集团化健康管理服务体系、探索公立医院医疗改革新模式的同时,积极开展特色"健康管理联合体"工作,成立了"健联体"办公室,打造集团化的健康管理服务体系,按照托管型、紧密型、半紧密型、松散型的运营模式进行管理。

医联体升级转型为健康管理联合体(健联体),医院健联体与12家卫生院合作,运行模式有三种:医院合作模式(盘龙卫生院),专科联盟模式(横店神经内科、祁家湾妇产科、李集耳鼻喉科、天河外三科等),医疗协作模式(前川、三里、大潭、鲁台、罗汉、滠口等)(图2-4-1)。在专科联盟模式中,实现了"三通六统一"(三通:人、财、事互通。六统一:行政管理、人员调配、绩效管理、经济分配、医保费用调控、监督考核统一)。每周还有内、外、妇、儿科专家与管理人员组成的专家团队到各单位坐诊、会诊、查房、手术、讲座等,提高基层医疗机构服务能力。黄陂区人民医院健联体的构建,旨在不断深入推进公立医院改革,推动我区健康管理试点工作,探索区、乡、村卫生一体化模式,使区人民医院与基层医疗卫生机构以技术、管理、信息等要素联合组成区域健康联合体,在公立医院与基层医疗卫生机构之间实现人才互通、医疗互通,推动卫生资源纵向整合,筑牢农村卫生"网底",做实街道、社区首诊和双向转诊,促进分级诊疗模式尽快形成,形成"看病首诊到乡村,住院康复回乡镇"的就医格局,逐步实现"小病不出乡、大病不出区"目标(图2-4-2)。同时,用支付方式改革来推动健联体建设,通过总额控制等支付方式改革使健联体内的各方真正成为利益共同体,充分发挥医疗机构的改革积极性,进而提高医疗资源的利用率。要提升基层服务能力,健联体运行模式是最有效措施,需实现"基层首诊、小病不出乡、双向转诊、急慢分治、上下联动"的服务格局。通过双向转诊:①落实首诊在基层,将基层解决不了的危重病人通过绿色通道及时转送区人民医院,高精尖业务在区人民医院开展;②充分利用区人民医院优良的设备,在基层无法开展的辅助检查直接转住人民医院进行检查确认;③利用区人民医院的技术优势,将小病、慢性病、康复期和手术后等病人转回基层卫生院治疗及康复。

以一体化体系为基础,分级诊疗工作得到扎实推进,健联体的分级诊疗工作向下延伸,建立了双向转诊工作的机制、工作流程、管理办法与评价体系。2013年由基层医疗机构上转5182人,下转347人,2013年转诊总人数5529人;2014年上转8735人、下转1177人,

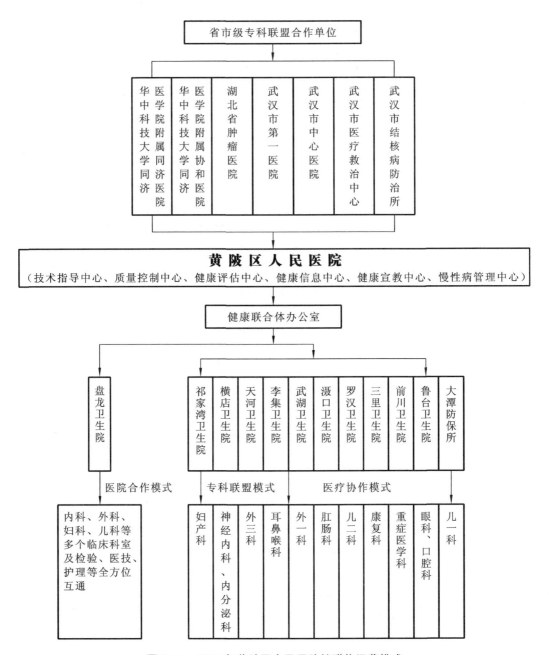

图 2-4-1　2016 年黄陂区人民医院健联体运营模式

2014 年转诊总人数 9912 人；2015 年上转 11347 人、下转 3566 人，2015 年转诊总人数 14913 人；2016 年上转 13542 人、下转 3952 人，2016 年转诊总人数 17494 人，同比增长 17％。基层医疗机构门诊、住院人次、病床利用率明显提高，龙头三级医院门诊、住院人次增长缓慢。

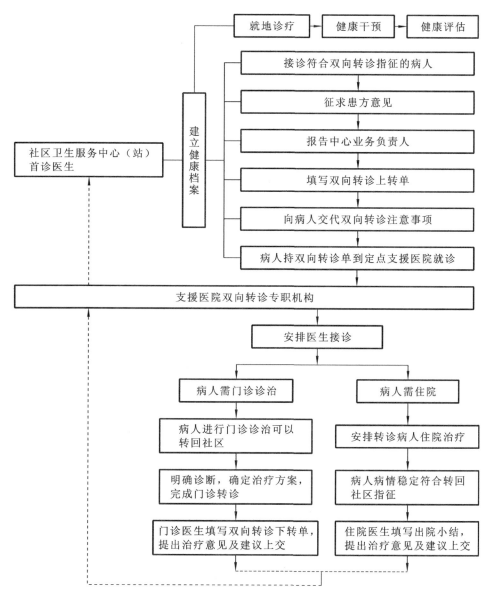

图 2-4-2 黄陂区人民医院健联体服务模式流程图

三、健联体运营机制

（一）科学规范工作

制定《健联体健康管理工作制度》《健联体健康管理工作流程》《健联体健康管理评价制度》《健联体健康管理健康危险因素干预制度》《健康干预专项技术服务门诊工作制度》等76项工作规范，有力地保证健康管理工作的制度化、规范化、科学化。

（二）明确职责分工

在健联体内，按照辖区居民健康管理签约式服务，疾病人群分级诊疗的指导思想，基层医疗卫生机构建立健康管理门诊,负责重点人群(妇女、儿童、老年人、慢性病病人)的健康管理,组建以医师、护士和健康管理师等人员组成的健康管理服务团队,进村入户指导村医与居民,依托签约家庭居民健康档案开展健康状况评估,根据评估结果,每户出具一册个性化健康提升计划书,并定期追踪随访健康维护与提升情况。黄陂区人民医院主要针对门诊病人、住院病人、体检人员开展健康管理。

(三)打通信息平台

整合现有的电子健康档案信息和体检信息,开展个体和群体健康状况评估分析,开发远程健康咨询与指导功能,实现信息资源"联通、联享、联动",为健康管理信息化打下坚实基础。

(四)健联体内新农合支付方式改革

为落实医改工作,在健联体内实行总额预付制度,并利用支付方式这个杠杆推动健康管理工作。依据辖区参合人数,各医疗机构住院率、住院费用、转诊率、实际报销比例等,将住院基金分割到两大健联体。健联体成员单位依据结余留用、超支分担的总原则,在医疗过程中,实施单病种付费、例均费定额管理等手段,控制基金使用。各机构加强双向转诊,引导百姓有序就医,并利用基金费用前置使用,加强高血压、糖尿病病人的认定及补助工作,加强预防与干预,高血压、糖尿病(两病)的严重并发症明显减少。集团内均费为4000元/例,外转率<10%;报销比例乡镇医院为80%,区级医院为57%;2013年农合资金亏4000多万,2014结余3000多万,2015年至今持平(图2-4-3)。这些综合措施使医药费用不合理增长得到有效控制,从而既保障了百姓报销权益、农合基金安全,又促进了各机构良性发展。

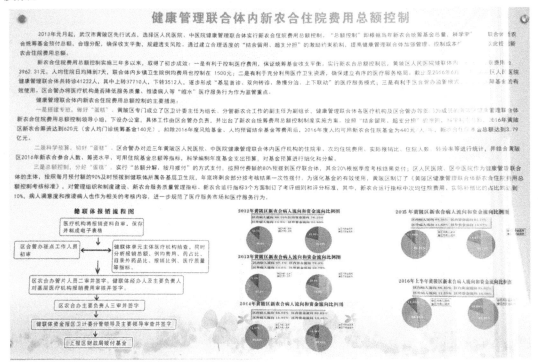

图 2-4-3　健联体内新农合住院费用总额控制示意图

黄陂区新农合支付方式改革基本情况见图 2-4-4,新农合住院转诊管理规定见图2-4-5,健联体内医疗机构报销费用汇总表见图 2-4-6。

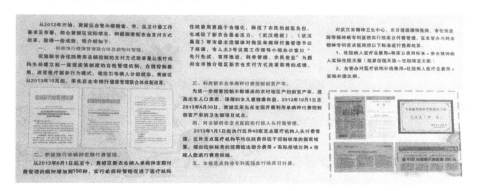

图 2-4-4 黄陂区新农合支付方式改革基本情况示意图

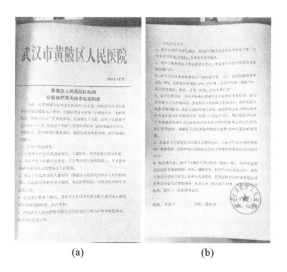

(a)   (b)

图 2-4-5 新农合住院转诊管理规定示意图

图 2-4-6 健联体内医疗机构报销费用汇总表示意图

四、建立医疗联盟

近年来,随着深化医药卫生体制改革的不断推进,市区联动、区乡联合的模式逐步扩大,医疗服务资源逐步向基层转移,黄陂区人民医院为缓解群众看病难、看病贵问题做出了新的探索,为深化医改,推动分级诊疗,做大做强医疗集团,提升学科建设、业务发展和科研水平做出了新的尝试,提升了医院整体服务能力,推进了医院发展。

黄陂区人民医院抓住建立医疗联盟的契机,借助市级医院优势,促进医院能力提升。其建立了如下两种模式。

模式一:医院整体协作模式。先后与武汉市第一医院、华中科技大学同济医学院附属武汉儿童医院(湖北省儿科医疗联盟)、武汉市结核病防治所、武汉市医疗救治中心签署合作协议(图 2-4-7、图 2-4-8)。合作遵循"共同发展、合作共赢"的原则,在组织管理、技术指导、人才培养、医疗联合宣传等方面进行协作,优势互补,实现双赢互利。

模式二:医院科室间协作模式。与武汉市中心医院呼吸内科、眼科签署合作协议,就业

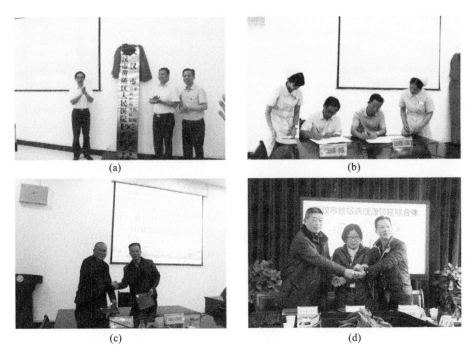

图 2-4-7　医院整体协作模式

(a)、(b)2015 年 7 月 22 日,武汉市第一医院与黄陂区人民医院结成医疗联合体;

(c)2015 年 12 月 15 日,武汉市医疗救治中心与黄陂区人民医院结成医疗联合体;

(d)2016 年 1 月 27 日,武汉市结核病防治所、黄陂区疾控中心和黄陂区人民医院结成结核病健康管理联合体

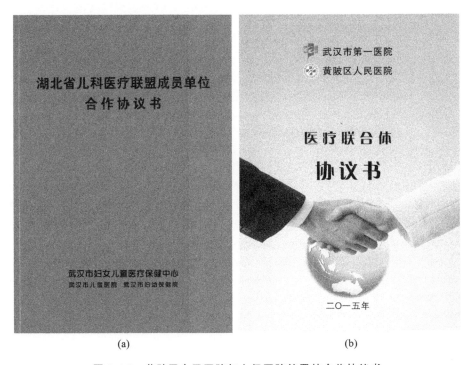

图 2-4-8　黄陂区人民医院与上级医院签署的合作协议书

务拓展、疾病查房、疑难重症会诊、诊疗技术创新等方面加强沟通交流,拓展诊疗手段(图 2-4-9)。

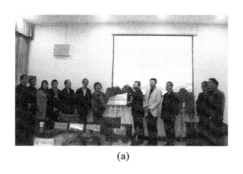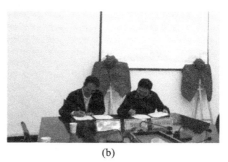

(a)   (b)

图 2-4-9 医院科室间协作模式

2016 年 10 月 28 日,武汉市中心医院呼吸内科、眼科与黄陂区人民医院建立技术协作

五、健联体成效

(一)医疗业务有效拓展

通过市区联盟协作,黄陂区人民医院在业务发展上取得大的突破。2016 年,医院门诊诊疗 758664 人次(含盘龙城院区 190393 人次),比上年增加 87967 人次,增幅 13.1%;住院出院 77379 人次(含盘龙城院区 10908 人次),比上年增加 4916 人次,增幅 6.8%;手术 20866 例(含盘龙城院区 2275 例),比上年增加 1118 例,增幅 5.7%。

(二)建成医疗卫生"服务圈"

联盟通过纵向技术合作、人才流动、管理支持等形式,形成优质医疗资源合理流动的长效机制,使一般常见病、慢性病、康复期等病人下沉到基层医疗卫生机构,形成基层首诊、双向转诊、上下联动、急慢分治、防治结合的医疗卫生"服务圈"。

(三)形成上下联动机制

建立包含院前、院中、院后,集急诊急救、疑难重症诊疗、健康管理等多功能于一体,实现急慢分治的上下联动机制。

(四)培养医疗专业技术人才队伍

联盟内部建立分层传导机制,完善内部转诊标准、管理程序与信息共享等技术标准,加强内部学科层面、专科层面、专家层面的互动对接,培养一支合格的医疗专业技术人才队伍。

(五)满足群众就诊需求

通过建立医疗联盟,让广大病人少跑路、不跑路,在区内就能得到市级医院的服务,有效缓解看病难、看病贵问题,满足了广大群众的就诊需求(图 2-4-10)。

黄陂区人民医院医疗联盟及其效果展报见图 2-4-11。

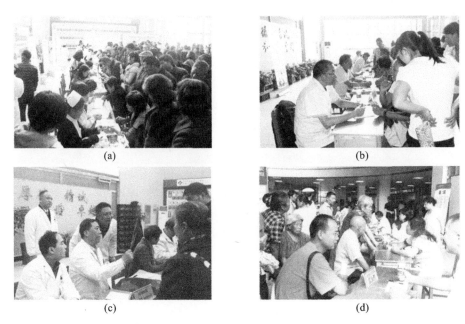

图 2-4-10 上级医院专家定期到我院坐诊咨询、会诊查房、培训带教

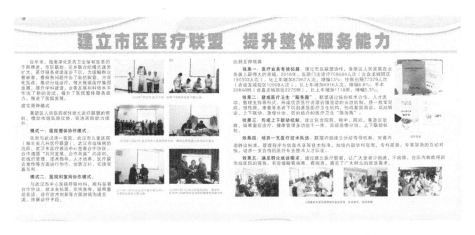

图 2-4-11 黄陂区人民医院医疗联盟及其效果展报示意图

六、远程会诊中心

黄陂区人民医院成立了几个中心为健联体单位服务：放射影像远程会诊管理中心对基层健联体单位影像进行审核会诊，临床检验中心对各基层卫生院检验结果进行质控、指导、审核，消毒供应中心对健联体单位提供应急消毒、供应配送，药学中心利用信息平台对全区健联体单位用药进行监督、指导、质控等。

远程会诊中心及远程医疗服务系统相关信息见图 2-4-12 至图 2-4-16。

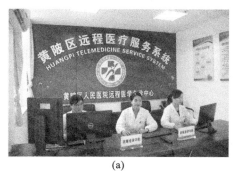 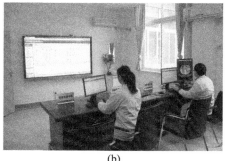

(a)　　　　　　　　　　　　　　　　(b)

图 2-4-12　远程会诊中心

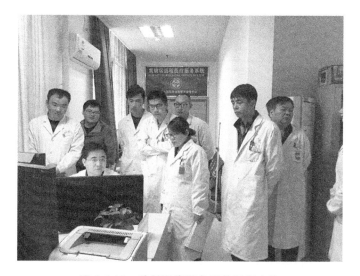

图 2-4-13　放射影像服务系统远程会诊

黄陂区人民医院放射一科值班表（诊断组 2016 第 36 周）

日期 姓名	29/8 一	30 二	31 三	1/9 四	2 五	3 六	4 日	积假	放射假
吴	春	值休	休	连	主（急）	诊（会诊）	值	135	25
王	休	值休	体	休	连	主（急）	诊（会诊）	79	225
汤	主（急）	诊（会诊）	体	值休	休	连	主（急）假	67.5	
方	连	主（急）	血管	春	值休	休	连	86	143
张	行	连	主（急）	体	春	值休	休	68	
徐	血管	休	连	主（急）	诊（会诊）	体	值休	82	
罗	休	—	产	—	假			46.5	产假余 43
李	休	血管	休	血管	血管	血管	血管	186.5	220
阮	值休	休	休	诊（会诊）	CT	休	CT	80（53）	120
胡	行	行	行	行	休	行	行	54.5	
陈	诊（会诊）	休	诊（会诊）	行	行	休	休	24	
王	行	行	行	行	休	行	行	21	
邓	行	—	—	—	—		行	8	
熊	主行	主行	主行	主行	休	休	主行	7.5	53
刘	体检	体检/下行	休	特检	体检/下行	体检	特检	-4.5	40
刘	特检	特检	特检	休	特检	特检	休	-6.5	10
王	签下	签下	体检/签下	体检	签下		签（交班）	137.5	90
汪	签上（交班）	休	签上	签上	签上（交班）	签下		-9.5	6
李	行	签上（交班）	行	签上（交班）	周会	签上（交班）	休	225	172

值班：17:00— 7:30　连班：11:30—17:00　其它班次：7:30—11:30，14:00—17:00　诊班：远程会诊　备注：周三下午 4 点学习！

图 2-4-14　放射影像远程会诊中心排班表

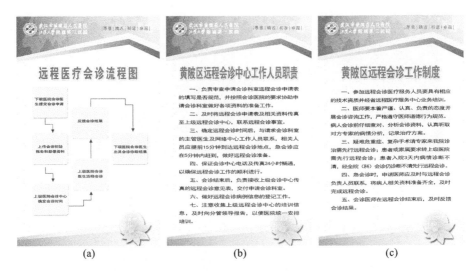

图 2-4-15　远程医疗会诊中心资料示意图

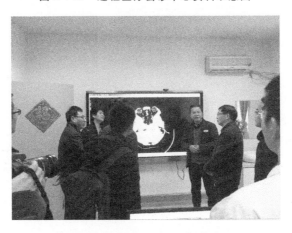

图 2-4-16　调研远程医疗服务系统

2017 年 3 月 23 日武汉市副秘书长张河山来我院调研远程医疗服务系统

第五节　黄陂区人民医院健康管理工作指标与评价

一、健康管理工作指标

(一) 院前健康管理

院前健康管理服务主要是抓好健康教育和健康促进。一是通过报纸、电视、讲座、现场解答等方式积极对居民进行健康教育和干预,宣传医院健康管理工作及健康保健和疾病相关知识;二是通过定期的"医疗乡村行""健康大讲堂"活动让健康管理走进基层、社区、家庭;三是安排高血压、糖尿病健康管理认定专家到基层卫生院为慢性病病人进行慢性病鉴定;四是健康管理工作深入老年人群,定期为老年人群开展健康大讲堂。其工作指标如下。

1. 居民健康管理指标

(1) 规范化电子建档率=本考核年度末居民的规范化电子建档人数/辖区内常住居民

数×100％。要求规范化电子建档率≥99％。

（2）健康档案合格率＝填写合格、核对真实的档案份数/抽查健康档案总份数×100％。要求健康档案合格率≥99％。

2．老年人管理指标

（1）老年居民健康管理率＝接受健康管理的65岁及以上居民数/年内辖区户籍人数的9‰×100％。要求老年居民健康管理率≥90％。

（2）健康体检表完整率＝完整、真实的体检表数/抽查体检表数×100％。要求健康体检表完整率≥99％。

3．慢性病人群健康管理

（1）要求高血压筛查人数应不少于2000人/（万居民·年），抽查门诊登记本100人次算筛查登记率，乘以门诊量，再推算高血压筛查率。

（2）高血压病人健康管理率＝年内随访或体检最多高血压人数/年内辖区内高血压患病总人数×100％。

（3）辖区内高血压患病总人数＝成年常住人口数（常住人口×70％）×高血压患病率。

（4）高血压规范管理率＝高血压规范管理人数/高血压管理人数×100％（或4次随访及体检中高血压患病人数最小数/随访及体检中高血压患病人数最大数×100％）。

（5）血压控制率＝抽查最近一次随访血压达标人数/抽查人数×100％。

（6）糖尿病健康管理率＝年内随访或体检最多糖尿病人数/年内辖区内糖尿病患病总人数×100％。

（7）糖尿病规范管理率＝糖尿病规范管理人数/糖尿病管理人数×100％（或4次随访及体检中糖尿病患病人数最小数/随访及体检中糖尿病患病人数最大数×100％）。

（8）血糖控制率＝抽查最近一次随访血糖达标人数/抽查人数×100％。要求血糖控制率≥50％。

（9）辖区内糖尿病患病总人数推算：成年常住人口数（常住人口×70％）×患病率（4.02％）。

4．孕产妇健康管理

（1）早孕建册率＝辖区内怀孕12周之前建册的人数/该地该时间段内活产数×100％。

（2）产前健康管理率＝辖区内按照规范要求在孕期接受5次及以上产前随访服务的人数/该地该时间段内活产数×100％。

（3）产后访视率＝辖区内产后28天内的接受过1次及1次以上产后访视的产妇人数/该地该时间段活产数×100％。

（4）产妇满意率＝抽查产妇满意人数/抽查产妇数×100％。

5．0～6岁儿童健康管理

（1）新生儿访视率＝年度辖区内接受1次及以上访视的新生儿人数/年度辖区内活产数×100％。

（2）儿童健康管理率＝年度辖区内接受1次及以上随访的0～6岁儿童数/年度辖区内应管理的0～6岁儿童数×100％。

（3）儿童系统管理率＝年度辖区内按相应频次要求管理的0～6岁儿童数/年度辖区

内应管理的 0~6 岁儿童数×100％。

（二）院中健康管理

院中健康管理服务：一是加强门诊人群健康管理，落实"一病两方"及首诊血压工作；二是加强住院人群的健康管理，开展具有特色的"一病两方"（疾病治疗处方、健康教育处方）及"五师查房"（医师、护师、药师、健康管理师、心理咨询师查房）工作；三是将健康教育工作制度化，制订院中健康教育实施路径及质量考核评价标准。其具体工作指标如下。

1. 健康教育指标

（1）健康教育覆盖率＝每月完成健康教育人数/每月住院人数×100％。

（2）病人对健康教育掌握率＝每月随机抽查掌握人数/每月随机抽查人数×100％。

（3）健康教育考评合格率＝健康教育考评合格人数/参加健康教育考评人数×100％。

（4）满意度调查合格率＝每月抽查满意人数/每月抽查人数×100％。

2. 门诊指标

一病两方落实合格率＝每月抽查落实人数/每月抽查人数×100％。

3. 住院指标

（1）五师查房工作完成质量随机抽查，考评内容包括五师查房制度落实情况，五师查房记录的及时性、完整性、真实性。

（2）服务人群的依从率＝随机抽查服务人群依从人数/随机抽查的服务人群×100％。

（3）全员和专项培训、健康教育培训率＝参加培训人数/职工人数×100％。

（三）院后健康管理

院后健康管理工作包括为每位出院病人建立健康档案，坚持全程的健康监测和长期跟踪指导。制订随访和管理计划，并按计划落实每位病人的电话随访工作。两次随访工作内容如下：第一次随访是出院一周由管床医生进行出院后的第一次电话随访，随访内容包括病人出院后的病情、是否按医嘱服药、身体感觉如何、生活方式改变等疾病相关内容；第二次随访是半年后，根据病人要求和健康需求修订健康管理方案，并提出改进措施。其具体指标如下。

（1）出院病人随访率＝每月出院病人随访人数/每月出院病人人数×100％。

（2）随访人群血压控制率＝最近一次随访空腹血压达标人数/已管理的高血压病人数×100％。

（3）随访人群血糖控制率＝最近一次随访空腹血糖达标人数/已管理的糖尿病病人数×100％。

（4）脑卒中病人健康管理率＝年内已管理脑卒中病人人数/年内辖区内脑卒中病人总人数×100％。

（5）肿瘤病人健康管理率＝年内已管理肿瘤病人人数/年内辖区内肿瘤病人总人数×100％。

二、效益指标

健康管理是以全生命周期与全社会人群为对象，运用管理学的基本原理，整合相关的健康资源,对个体和人群进行监测与体检、健康评估、综合干预和系统跟踪的健康管理过程。医院开展健康管理服务,其意义在于调动个体和群体及整个社会的积极性,有效地利用有限的资源来达到最大的健康效果。它对于改善和提高医院的内部经营管理机制,对实现医院的整体战略目标将会产生较大的推动作用。医院健康取得的成效可从三个层面(医院效益、病人效益、医生效益)进行综合分析。

(一)医院角度

通过整合健康管理资源,医院健康管理中心开展辖区内健康管理工作,向所有城乡居民免费提供健康教育和健康咨询,尤其是向老年人、慢性病病人、孕产妇、儿童、精神病病人等重点人群提供健康管理服务,保证重点人群健康信息的连续性。注重行为干预,通过开展健康教育、疾病咨询、健康体检等服务,及时发现处于亚健康状态的居民,并针对具体情况制订个性化健康管理方案,引导群众改变就医习惯,从而刺激门诊再入院率的上升和医院经济效益的增长,医疗质量稳步上升,医疗纠纷、投诉率显著下降;医院通过定期开展健康管理系列活动走进基层、社区、家庭,深度履行公立医院社会职责,引导社会多方位直接或间接参与公立医院健康管理工作,实现医院主导的健康管理与群众有机衔接和良性互动,促进构建和谐的医疗秩序、医患关系,有效推动医院可持续健康发展,提升医院社会形象。

1. 医疗质量指标

(1)再入院率=出院当天再住院病人人数/同期出院病人总人数×100%。

(2)平均住院日=出院者总占用床日数/出院总人数×100%。

(3)门诊量/住院量:衡量医院工作效率的总量指标,门诊人数与住院人数的增加是医院发展长期追求的目标。

2. 医疗效益指标

(1)收支结余增长率=(当年收支结余-上年收支结余)/上年收支结余×100%。

(2)收入增长率=(本期医疗收入-前期医疗收入)/前期医疗收入×100%。

(3)支出增长率=(本期医疗支出-前期医疗支出)/前期医疗支出×100%。

3. 医院形象指标

社会认知度:健康的消费需求已由单一的医疗型向疾病预防型、保健型和健康促进型转变,以"健康管理"为中心的管理理念与方法创新成为医院的有力竞争力,医院的社会形象从整体上得到认可,群众认可在自媒体时代能够向周边市区辐射,增加医院知名度,进一步提高医院的竞争力。

(二)病人角度

医院依托健康调查、干预与教育和疾病管理等手段,针对健康人群、亚健康人群、疾病人群的健康危险因素进行全过程干预,旨在降低人群患病风险,有效降低病人医疗费用支出和提高人群健康水平。在定期系统健康管理中,病人效益主要包括健康管理满意度、生命质量改善情况、医疗费用支出减少和病人依从性改变等方面。美国经过 20 多年的研究得发现:90%的个人或企业实施健康管理后,医疗费用降低到原来的 10%,10%的个人和企业未做健康管理,医疗费用比原来上升 90%。另一方面,美国在过去的近 100 年里,平均寿命增加了 30 年,其中公共卫生和预防医学贡献了 25 年,医疗服务仅贡献了 5 年,实施健康管理对人群健康水平的提升可见一斑。健康管理满意度包括人群接受居民对健康管理服务、生态环境、生活环境、食品安全、体育健身产业等的满意度以及对居民健康知识水平、健康行为水平、健康技能水平与总体健康素养水平的满意度。从健康行为改善层面来讲,健康管理坚持全程的健康监测和长期跟踪指导,积极倡导健康的生活方式,改变不良生活方式。通过签约制、责任制服务的形式,病人可享受个性化、可及性的基本医疗和健康管理服务,逐步改善病人依从性。

1. 健康水平改善指标

(1)期望寿命/平均预期寿命:指 x 岁时平均预期寿命表示 x 岁尚存者预期平均尚能存活的年数,是反映人群健康状况的综合指标。

(2)健康期望寿命:指人们能维持良好日常生活活动能力(ADL)的年限,可以客观反映人群生存质量,亦有助于卫生政策与卫生规划的制定。

(3)高血压患病率=辖区内高血压患病人数/辖区内常住成年人口总数×100%。

(4)糖尿病患病率=辖区内糖尿病患病人数/辖区内常住成年人口总数×100%。

(5)高血压控制率=最近一次随访血压达标人数/已管理的高血压人数×100%。

(6)糖尿病控制率=最近一次随访血糖达标人数/已管理的糖尿病人数×100%。

(7)复发率=某疾病接受治疗后复发人数/总患病人数×100%。

2. 健康素养改善指标

(1)健康知识具备率=辖区内健康知识具备人数/辖区内常住人口总数×100%。

(2)健康行为具备率=辖区内健康行为具备人数/辖区内常住人口总数×100%。

(3)健康技能具备率=辖区内健康技能具备人数/辖区内常住人口总数×100%。

3. 依从性指数指标

(1)院中依从性=(实际发药量－返回药量)/处方所开药片量×100%。

(2)院后依从性:分为完全依从、部分依从和完全不依从三类,由医师根据病人随访结果进行评价。

4. 满意度指标

(1)健康管理服务总体满意度=接受健康管理服务并表示满意人数/年辖区内接受健康管理总人数×100%。

(2)健康管理服务人员态度满意度=接受健康管理服务并表示对健康管理服务人员态度满意人数/年辖区内接受健康管理总人数×100%。

(3)健康管理服务可及性满意度=接受健康管理服务并表示对健康管理服务可及性满意人数/年辖区内接受健康管理总人数×100%。

(4)健康管理服务价格满意度=接受健康管理服务并表示对健康管理服务价格满意人数/年辖区内接受健康管理总人数×100%。

(5)健康管理服务符合需要程度满意度=接受健康管理服务并表示健康管理服务符合需要程度满意人数/年辖区内接受健康管理总人数×100%。

(6)健康管理服务改善效果满意度=接受健康管理服务并表示健康管理服务改善效果满意人数/年辖区内接受健康管理总人数×100%。

5．医疗费用指标

（1）门诊病人人均医药费＝门诊病人医药总费用/门诊病人总人数。

（2）住院病人人均医药费＝住院病人医药总费用/住院病人总人数。

（三）医生角度

医院设立健康管理科、组建专业健康管理服务团队和多部门协作等多元化健康管理形式，以健康管理师、营养师、心理咨询师为骨干，带动全院健康管理工作，形成全院人人参与健康管理的氛围，有效地提升了服务质量和服务效益。一方面健康管理改变了传统的医疗服务行为模式，促进和谐的医患关系发展，增加了医生与病人互信，医生通过病人健康的加强也实现了自我价值和幸福指数的提升，与此同时，医生自身形象也大幅提升，医生群体幸福指数也会提升；另一方面，健康管理作为医院的核心竞争力之一，医院注意加强有效健康管理，注重科研和技术的创新与投入，整体推进学科建设，产出高质量科研成果。

1．自我价值指标

幸福指数：医生在从事健康管理工作时个人价值与社会公益价值融合趋同的自豪感和成就感，强化他们的工作幸福感，提升他们的幸福指数。

2．科研产出指标

个人科研论文产出：随着健康管理的不断发展，大众多元化的健康服务需求势必催生并促进各类健康产业的发展，一定程度上提高了健康管理工作者科研机构的学术、科研水平及科研机构间的竞争力，刺激科研的蓬勃发展，科研论文产出增多。

第三章 黄陂区人民医院健康管理项目实践

第一节　青少年视力防控管理

一、背景与目的

视力不良是损害青少年视力的重要眼病之一,在中小学学生中具有极高的发病率,世界卫生组织也早已将缓解去除五大类眼病列入"视觉2020"行动中。而中国青少年视力不良的发病率更是稳居世界第一,据卫计委、教育部联合调查,小学生近视的比例为34%,初中生为60%,重点高中学生为80%左右,在校大学生近视率更是高得惊人;黄陂区青少年视力不良情况据不完全统计,幼儿园入园幼儿屈光不正率约7%,小学生屈光不正率约35%,初中生屈光不正率约60%,高中生屈光不正率80%,屈光不正成为青少年健康成长重要影响因素。

针对青少年视力不良发生情况,2005年国家关工委、教育部等十二个部门联合发起的"中国校园健康活动"(中关工委〔2005〕14号文件)。2007年5月国务院颁发的《关于加强青少年体育增强青少年体质的意见》中,着重强调了要帮助青少年掌握科学用眼知识和方法,降低青少年近视率。2008年9月教育部关于印发《中小学学生近视眼防控工作方案》的通知(教体艺〔2008〕7号)中,把重点放在视力不良的预防工作上,主要针对促使视力不良发生的诸多影响因素,积极采用综合防控措施。2015年,黄陂区人民政府将青少年视力防控工作列入十件实事之一,《黄陂区人民政府办公室关于印发2015年区〈政府工作报告〉确定的主要目标任务责任分解方案的通知》(陂政办〔2015〕10号)文件也要求"实施教育关爱工程,加强中小学生视力健康管理,对全区中小学生视力进行免费筛查,开展跟踪干预指导和个体干预服务"工作,保护青少年的健康成长。黄陂区人民医院作为此项工作的具体实施单位,2015年对全区的青少年开展了视力筛查、防控干预活动,取得了一定的效果。

二、对象和方法

(一) 视力防控工作对象

青少年视力防控工作对象以黄陂区所有在校学生为主体,以学生家长及学校为辅助。对学生进行视力防控宣传、视力筛查及视力干预;对学生家长和学校进行学生视力保护相关知识宣传,为青少年视力防控营造良好的家庭环境和社会环境。

(二) 视力防控工作内容及方法

(1) 加强多部门沟通协作,形成青少年视力防控的合力。教育、卫生、发改、财政、新闻宣传及共青团、社区等部门和机构要加强沟通与协作,充分发挥各有关部门在保护青少年视力中的作用,形成多部门齐抓共管,相关机构协同配合,共同做好青少年视力保护工作的合力。

(2) 制定完善的防控工作制度,建立科学有效的监督评估机制。建立健全各项工作制度,细化各相关部门、相关人员工作职责,并将其纳入本单位工作绩效考核内容。领导小组要组织相关部门的领导和专家,每年对全区防控工作进行一次检查评估;青少年视力健康管理专家组,要定期指导防控中心的业务工作;防控中心要配合相关部门、卫艺站及学校开展视力防控工作,并对执行情况进行督促检查;学校负责监督及检查各班级的视力健康管理工作开展情况,形成层层负责的监督评估机制,确保工作落实到位。

(3)开展专业技术培训,培养青少年视力防控人才队伍。对从事专职视力矫治工作的从业人员进行专业技术培训,建立一批具备演示专业技术、获得国家职业资格认可的视力矫治专业队伍,提高从业人员的技术水平和矫治工作质量。教育、卫生行政部门要指导防控中心制订培训计划、分期分批对所有中小学校视保教师(校医)及社区视保人员进行免费的视力保健专业技能培训,建立一支群防群治的队伍。

(4)进行青少年视力筛查工作,建立青少年视觉健康档案。结合中小学生健康管理及日常体检工作,由健康管理中心和防控中心根据工作程序和任务,入校开展学生健康体检视力筛查,对辖区内裸眼视力<1.0的学生,免费进行检查和分类,建立学生视保档案,对有近视现象的学生,经筛检分出假性近视、混合性近视、真性近视三类人群,并针对不同人群,分别采取防治干预措施。对健康人群由防控中心指导视保教师(校医)开展校园日常预防保健工作;对假性近视、混合性近视、真性近视三类人群,由防控中心建立学生视觉健康档案,制订干预方案;同时采取跟踪评估、流动保健咨询等方式,指导学生和家长进行及时康复矫治,防控中心要在研究、论证、评估的基础上,采取科学的方法,开展视力康复矫治工作。

(5)大力开展各种形式的视力保健知识宣传。防控中心要组织和指导各级各类学校、社区、商场等举办展览、讲座、咨询、义诊、黑板报、校报、宣传册等,采取多种形式加强青少年视力低下防治、保健知识的宣传;提高全区视力保健知识宣传教育普及率。以各种形式开辟专栏宣传、普及视力保健知识;让全社会共同关注并积极参与青少年视力低下的防治工作。

(6)建立青少年视力防控工作的信息平台,实现青少年视力防控信息档案的互通、互联、互享。

(7)实施效果评估,强化质量管理。青少年视力防控工作实施后,需定期对青少年视力防控工作实施动态监测,将推进工作和效果评估并重开展。探索视力防控工作的考核标准和评估方法,通过阶段性的综合评估,对工作开展的综合水平、目标管理、条件保障、队伍建设、工作质量、青少年视力低下发生率及视力防控的干预效果进行统计分析,及时调整措施,解决工作中出现的新情况、新问题和新要求,在青少年视力健康管理工作的评估中,注重学校、家长、学生共同参与和监督,保证青少年视力防控的质量。

三、流程和技术路线

(一)召开项目协调会

邀请项目有关单位代表召开协调会,介绍项目总体情况,明确各单位的职责或任务,发动各相关单位实施项目。

(二)召开项目启动会

通过项目启动会形式宣布项目启动实施。可选择在托幼机构、中小学校、社区或其他相关场所召开,邀请卫生、教育等相关项目单位负责人、项目受益对象以及报纸、广播、电视等媒体记者出席启动仪式。会上强调项目意义、主要做法和预期成效,多层次、多途径对项目进行扩大性宣传。

（三）开展青少年视力防控宣传

青少年视力宣传工作可采用多种形式：

1. 发放印刷资料

印刷资料包括折页、海报和健康手册等。放置在乡镇卫生院、村卫生室、社区卫生服务中心（站）的候诊区、诊室、咨询台、社区、学校等处发放。

2. 播放音像资料

音像资料包括录像带、VCD、DVD 等视听传播资料，机构正常应诊的实践内，在乡镇卫生院、社区卫生服务中心门诊候诊区、观察室、健教室、社区、中小学校和托幼机构等场所或宣传活动现场播放。

3. 设置宣传栏

在社区卫生服务中心、村卫生室、社区卫生服务站或社区、中小学校和托幼机构宣传栏内张贴项目海报。

4. 开展公众健康咨询活动

利用世界卫生日（每年 4 月 7 日）、全国爱眼日（每年 6 月 6 日）、世界视觉日（每年 10 月 8 日）等健康主题日，开展项目有关咨询活动并发放宣传资料。

5. 举办健康知识讲座

举办科学防治近视知识讲座，引导儿童及家长学习和掌握正确的近视防治方法技能。

（四）实施青少年视力筛查

青少年视力筛查流程可分为以下几步：

（1）知情同意：进行筛查前需向儿童家长告之儿童视力筛查的重要性和局限性，征得儿童家长的同意。

（2）筛查操作：具体筛查操作方法按每种仪器的使用方法和要求进行。

（3）结果登记：对每位接受筛查儿童的双眼筛查结果做好登记，签署筛查人员姓名，并将筛查情况在儿童系统管理登记本上做简要记录。

（4）结果告知：各地可根据本地实际确定告知监护人筛查结果的方式，同时对筛查结果异常儿童提出医学指导意见。

（五）追访和转诊

（1）对筛查未通过或可疑的儿童，以电话或书面等方式通知其监护人，在规定的时间内到筛查机构进行复筛。

（2）对复筛仍未通过或可疑的患儿，告知监护人到指定的医疗保健机构（二级以上设眼科的综合性医院或眼科专科医院）进行确诊和治疗，并做记录。

（3）各筛查机构要建立转诊制度，并与具备确诊和治疗条件的医疗保健机构（二级以上设眼科的综合性医院或眼科专科医院）建立相对固定的转诊协作关系。

（4）确诊机构（同上）须及时将患儿确诊与治疗情况反馈给筛查机构，由筛查机构完成追访工作。

（六）视力防控效果评估

青少年视力防控工作实施后需进行分阶段的效果评估，评估的内容涵盖青少年视力干预效果、视力防控工作的满意度情况、学生及家长健康用眼知识的具备情况、学校及家庭青少年视力防控环境营造情况等。

（七）技术路线图

视力防控工作技术路线图见图 3-1-1。

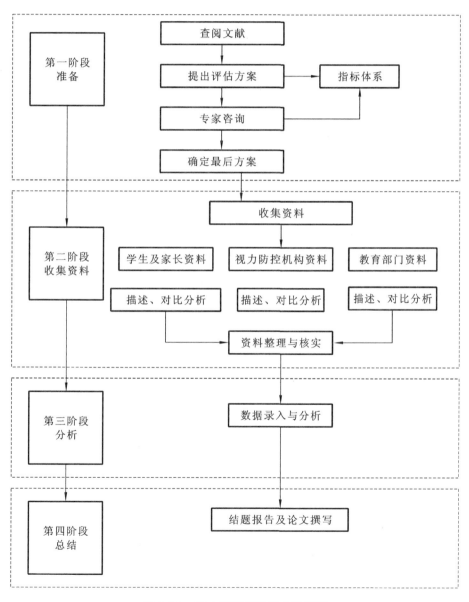

图 3-1-1 视力防控工作技术路线图

四、评估指标

（一）防控过程指标

组织机构及负责人具备情况、转（兼）职卫生人员数、检测资料完整情况、开展防控工作记录情况、健康教育工作开展情况、视力筛查覆盖率、教室照明现有标准达标率、教室采光提高标准达标率、无频闪光源使用率、课桌椅合格率、电脑液晶显示屏使用比例、学生用眼卫生知晓率、学生用眼行为正确率、体育锻炼时间达标率、不良读写姿势检出率、眼保健操覆盖率、眼保健操合格率、学生视力健康管理率、学生视力健康档案建档率。

（二）结局指标

5 m 远视力不良率、3 m 远视力不良率、5 m 近视率、3 m 近视率、近视发病率、近视增长率、高度近视率、高度近视增长率、学生正确用眼行为改善率。

（三）满意度指标

学生对视力防控项目的满意度、家长对视力防控项目的满意度。

五、评估效果

2015 年黄陂区青少年视力防控项目通过探索建立青少年视力低下视觉筛查、科学预警、教育培训、康复矫治、效果评估的综合干预和预防运行模式，大力推进青少年视力保健工作，实现"治假，防真，控加深"的防治目标，实现全区青少年视力信息平台互通、互联、互享。对每个学生视力检查情况记入学生视力档案，长期跟踪，密切关注学生视力发展情况。对检测出的弱视、近视儿童采取及时治疗，同时，广泛开展爱眼护眼科普知识宣教，提高师生以及家长的防控意识，让未近视的孩子远离近视，让刚近视的孩子告别近视，让已近视的孩子减轻和控制近视的发展，促进青少年的健康成长，将黄陂区青少年视力低下发生率控制在全国水平以下。

1. 学生满意度

2015 年黄陂区青少年视力防控项目获得了学生较强的认可，学生满意程度高，尤其是小学生对该项目满意度最高，重点学校学生满意度高于普通学校学生。但学生满意度受教育程度、是否接受筛查、干预内容是否接受、是否有健康讲座，以及是否教眼保健操等因素的影响。

2. 家长满意度

2015 年黄陂区青少年视力防控项目家长满意度情况较为可观，有的家长对青少年视力防治工作较为满意，只有少数人对青少年视力防治项目的存在表示不清楚。家长对青少年视力防治项目的满意度情况受到相应小孩的性别、年龄、教育程度、学校级别和居住地等因素的影响。

第二节　脑卒中筛查与管理

一、背景与目的

脑卒中是由于脑部血管突然破裂或因血管阻塞造成血液循环障碍而引起脑组织损伤

的一组疾病,可分为缺血性脑卒中和出血性脑卒中两大类。在世界范围内脑卒中是第二大致死原因,在我国脑卒中是第三大致死原因。流行病学调查显示,我国缺血性脑卒中发病率呈上升趋势,出血性脑卒中发病率呈下降趋势,北方地区人群发病率和死亡率高于南方地区,从北到南呈递减趋势,同一地区男性发病率高于女性,整体脑卒中的发病率普遍高于西方国家。中国每年有 150 万～200 万新发脑卒中的病例,每年死于脑卒中的人数高达 160 万,现有 700 余万的现患病例,其中致残率高达 75%,约有 450 万病人有不同程度的劳动能力丧失或生活不能自理。世界卫生组织对中国脑卒中死亡人数进行预测显示,如果脑卒中的死亡率维持不变,到 2030 年,我国每年将有近 400 万人口死于脑卒中;如果死亡率增长 1%,到 2030 年我国每年将有近 600 万人口死于脑卒中。

　　脑卒中的高发病率、高致残率、高复发率和高死亡率,极大地危害人类健康和生活质量,同时也给社会带来了极大的负担。因此,卫生工作战略需将预防关口前移,将工作方向由以疾病为中心转向以健康为中心,强调健康教育。国家卫计委在《健康中国建设规划(2016—2020 年)》中将"脑卒中筛查与防控"列为重大专项。同时,为落实"关口前移、重心下沉"的国家卫生战略方针,国家卫计委全国脑血管病防治研究办公室、中国健康促进基金会、中国老年保健医学研究会在 2014 年联合发起了"全国脑卒中早期预警与脑血管健康管理"多中心研究项目并正式启动。在 2015 年,中国健康促进基金会启动了"脑卒中早期预警与脑血管健康管理"多中心研究项目第五批科研协作单位,黄陂区人民医院与华中科技大学同济医学院附属协和医院等 16 家医院同时被授予为"全国脑卒中早期预警与脑血管健康管理应用研究中心单位",另有 25 家单位被授予为"全国脑卒中早期预警与脑血管健康管理科研协作单位"。

　　脑卒中筛查项目实施旨在建立区域性脑卒中疾病监测大数据库,掌握本地区脑卒中疾病的发病现状、危害程度及流行趋势,将防控工作精准聚焦于高危人群,研究和评估高危人群筛查与综合干预适宜技术,创新和完善防治工作体系和长效机制,加强能力建设,努力降低脑卒中发病率、复发率、致残率和死亡率,使防控工作更加有的放矢,减少"粗放式"防控模式所造成的无谓浪费,以"最小花费,取得最佳防控效果",减少脑卒中给病人、家庭、社会带来的沉重负担。

二、主要危险因素

(一)可改变的影响因素

1. 吸烟

　　中国是世界上最大的烟草生产和消费国,2012 年中国卫生部发布的《中国吸烟危害健康报告》指出,中国吸烟人数超过 3 亿,成年男性的吸烟率高达 52.9%,约有 7.4 亿不吸烟者遭受二手烟暴露的危害。而有研究表明吸烟是脑血管疾病的主要危险因素,与欧洲及北美洲地区人群相比,亚洲人群脑卒中事件占总脑血管疾病的百分比较大。国外很多西方人群的流行病学研究已经表明主动吸烟是脑卒中的独立危险因素。同时,早在 1988 年 Framingham 的研究也第一次评估了脑卒中分型与吸烟、吸烟量以及戒烟的关系。然而,在亚洲人群这种关系还没有得到很好的证实。同时,近年来,国内外许多学者对被动吸烟与脑卒中危险性关系进行了研究,但研究结果存在差异。

2. 饮酒

流行病学研究显示,适量饮酒可减少脑血管病发病率,但是长期大量饮酒对人体各系统都有损害,主要表现为肝脏的损害及中枢神经和周围神经的损害,同时也会导致血脂代谢的异常,但是也有不一致的研究结果。近年来调查资料表明,饮酒及血脂异常都是脑血管病的高危因素,但是目前各类研究中尚未有明确的关于饮酒与血脂及血脂与脑卒中关系的结论。《中国居民营养与慢性病状况报告(2015 年)》显示,2012 年全国 18 岁以上成年人的人均年酒精摄入量为 3 L,饮酒者中有害饮酒(指过量饮酒)率为 9.3%,其中男性为 11.1%。

3. 不合理膳食

合理膳食是指一日三餐所提供的营养必须满足人体的生长、发育,以及各种生理、体力活动的需要。膳食营养是影响脑血管疾病的主要环境因素之一,现有的循证医学证据显示,从膳食中摄入的能量、饱和脂肪酸和胆固醇过多,以及蔬菜、水果摄入不足等可增加脑血管疾病发生的风险,而合理、科学的膳食可降低脑血管疾病的发病风险。合理膳食是健康生活方式的基础,也是预防和治疗脑血管疾病的基石。与脑血管有关的不合理膳食因素主要有:①饱和脂肪酸摄入比例过高;②总热量摄入过多;③胆固醇摄入过多;④钠摄入过多,钾摄入过少;⑤蔬菜、水果摄入过少。而我国居民不合理膳食较为普遍,已成为脑血管病发生和发展的主要危险因素之一。膳食营养因素与患脑血管病风险研究证据水平反映了膳食营养因素与脑血管病关联的性质和程度,其中摄入过多反式脂肪酸是除上述不合理膳食因素外明确增加脑血管病发病风险的重要因素。

4. 其他危险因素

缺乏体力活动也是脑卒中发病的影响因素之一。国外有大量的研究表明,缺乏体力活动是脑血管病的确定危险因素,适当的体力活动有明显的保护脑血管的效应。除此之外,心理压力也是影响脑卒中发病的潜在因素之一,心理压力可引起心理应激,从而导致血压升高、心率加快和神经内分泌失调,也可以引起血小板反应性升高,这些因素都是促进动脉粥样硬化和血栓形成的危险因素。

(二) 危险因素

1. 高血压

高血压依病因的不同,可以分为原发性高血压和继发性高血压。高血压既是一种独立的疾病,也是脑血管疾病中最重要的、独立的危险因素。人体收缩压和(或)舒张压的升高与脑卒中的发病风险有很大的相关性,并呈线性正相关关系。心脑血管报告显示:估计目前全国的心脑血管病病人有 2.9 亿,其中高血压病人有 2.7 亿,基于高血压病人数目之庞大,采取社区人群防治是很有必要的。以社区综合管理为基础,按照高血压分级和危险因素分层实施规范化的非药物治疗+药物治疗+随访方式,通过有效控制 H 型高血压可有效地减少 H 型高血压所致脑卒中引起的致残、致死。

2. 血脂异常

血脂是血浆中的胆固醇、甘油三酯和类脂等的总称,与临床密切相关的血脂主要是胆固醇和甘油三酯,特别是低密度脂蛋白胆固醇,其他还有游离脂肪酸和磷脂等。循环中的胆固醇和甘油三酯必须与特殊的蛋白质即载脂蛋白结合形成脂蛋白,才能被运输至组织进行代谢。血脂异常是脂质代谢障碍的表现,主要包括总胆固醇、甘油三酯、低密度脂蛋白胆固醇升高和高密度脂蛋白胆固醇降低等。血脂异常除少数是由于全身性疾病所致的继发性血脂异常外,绝大多数是因遗传基因缺陷或与环境因素相互作用所引起的原发性血脂异常。血脂异常也属于代谢性疾病,但其对健康的损害则主要在心血管系统,是导致动脉粥样硬化的主要致病因素,也是冠心病和脑卒中的独立危险因素。

3. 糖尿病

糖尿病是遗传因素和环境因素共同参与及相互作用所致的一种慢性、全身性、代谢性疾病。主要特征是由于胰岛素分泌不足和(或)胰岛素作用障碍引起慢性高血糖,并伴有脂肪、蛋白质以及水、电解质甚至酸碱平衡紊乱。糖尿病可分为 1 型、2 型、其他类型及妊娠糖尿病 4 种类型,我国 95％以上为 2 型糖尿病。糖尿病与高血压相同,是独立的疾病,与心血管疾病关系非常紧密,有研究表明高血压合并糖尿病是女性脑卒中发病的一个独立危险因素。研究显示,通过对社区高血压病人及 2 型糖尿病病人进行危险因素管理,对膳食不合理和缺乏体力活动的干预对象进行个体量化干预,引进美国斯坦福大学的慢性病病人自我管理课程对慢性病病人进行自我管理技能培训,发放高血压、糖尿病防治知识宣传手册和自我管理手册来减少高血压病人及 2 型糖尿病病人并发症的发生率,可有效将脑卒中标化死亡率降低 56.92％。

4. 超重或肥胖

超重或肥胖是指身体脂肪(体脂)超比例增加所导致的一种超体重状态,目前在我国呈广泛流行趋势。1985—2010 年全国共进行 5 次学生体脂和健康抽样调查,2010 年的超重率和肥胖率分别是 1985 年的 8.7 倍和 38.1 倍;2012 年中国慢性病检测项目表明,中国成人超重率、肥胖率和中心性肥胖率分别达到 30.6％、12.0％和 40.7％,青少年的超重和肥胖率也明显增加。流行病学研究发现,超重和肥胖与心血管疾病的发病和死亡呈显著正相关。超重和肥胖是单纯舒张期高血压的危险因素,也是收缩期和舒张期联合性高血压的危险因素;高血脂和高血糖的危险因素也包括超重和肥胖。研究显示,减轻体重可明显降低超重或肥胖病人心血管病危险因素水平,使脑卒中发病危险降低,因此控制体重也是降低脑卒中发病风险的有效措施之一。

5. 无症状性颈动脉粥样硬化及狭窄

患有无症状性颈动脉粥样硬化,因对其不采取任何措施,常在没有任何征兆的情况下出现斑块脱落,导致急性脑血管病事件,现约有 30％的缺血性脑卒中是由颈动脉粥样斑块疾病导致的。颈动脉内膜增厚是无症状性颈动脉粥样硬化及狭窄的早期表现,之后遵循血管壁增厚—粥样斑块形成—管腔狭窄的发展过程,颈动脉斑块形成至出现狭窄是颅内动脉缺血导致发生脑卒中的一个重要原因。研究显示,个体合并的高危因素越多,粥样硬化的程度越加重,颈动脉管腔越容易出现中重度的狭窄度改变。由此可见动脉粥样斑块形成及狭窄是脑卒中的直接原因,导致动脉粥样斑块形成的危险因素与脑卒中的危险因素相关,干预脑卒中高危因素的同时也延缓或降低动脉粥样斑块的形成。做颈动脉筛查的意义也许在于早发现,早治疗,以此来延缓或减少脑卒中的发生。

6. 代谢综合征

代谢综合征是一组多项代谢紊乱集合的综合征,是一组以胰岛素抵抗为中心环节的代谢紊乱症候群,是以糖代谢异常(糖尿病或糖调节受损)、高血压、血脂异常、中心性肥胖等多种主要疾病或危险因素在个体聚集为特征的一组临床症候群。代谢综合征的概念最早可以追溯到 20 世纪 60 年代,但直到 1998 年,世界卫生组织(WHO)专家组才正式确定其为一组相对独立的代谢紊乱疾病,并将其命名为代谢综合征,代谢综合征对心血管疾病的危害性尤其引起人们的关注,但关于代谢综合征的定义和诊断标准目前还没有完全统一。流行病学研究结果显示,作为危险因素的聚集体,代谢综合征是心血管疾病的重要危险因素,代谢综合征与心血管疾病发病和死亡的增加密切相关,相关调查显示,在平均 6.9 年的随访中,代谢综合征病人冠心病和脑卒中的发病危险增加了 2 倍,全死因和心血管疾病死亡率也明显升高。另外,近年来,代谢综合征的发病率在全球呈迅速上升趋势,部分地区甚至呈现流行特征。《中国心血管病报告 2014》显示,依据中华医学会糖尿病学分会和美国国家胆固醇教育计划关于代谢综合征的诊断标准,中国 18 岁以上成人代谢综合征的患病率分别为 6.6% 和 13.8%。建立健康的生活方式是预防代谢综合征的主要措施已取得广泛共识。

三、筛查手段和流程

(一)筛查手段

信息采集是疾病风险筛查的基础工作,也是后续实施疾病风险管理的重要步骤,脑卒中的信息采集包括 5 个方面:

(1)基本信息:主要了解与个人身份相关的信息,包括姓名、性别、出生日期、身份证号、工作单位、本人电话、联系人姓名、联系人电话、常住地址、血型、文化程度、民族、职业、婚姻状况、医疗费用支付方式等。

(2)家族史:通过了解父母和兄弟姐妹是否患有某种明确的疾病以及发病时的具体年龄,分析是否患有与遗传相关的疾病。

(3)个人健康史:通过了解个人现病史、过敏史、用药史、手术史、月经生育史,以及最近三个月的躯体症状等,对当前的健康状况有一个基本判断。

(4)生活方式:生活方式信息是了解和评估当前健康状况和未来健康风险的重要依据,是实施健康管理的主要内容,因此也是信息采集的核心内容。生活方式信息主要包括饮食、是否吸烟、是否饮酒、运动状况、心理状况、睡眠状况以及与之相关的环境等。

(5)既往健康数据:通过了解既往体检、门诊或住院的信息,对当前的健康状况进行进一步分析和判断。

(二)体格检查

体格检查除常规的物理检查外,还应重点关注神经系统体征、心脏体征以及体重指数、腹围、腰围、臀围、双上肢血压、血管杂音等与脑卒中风险因素相关的体征。

(三)实验室检查

根据病史、体征或既往检查的异常指标,有针对性地进行实验室检查,包括血常规、尿常规、血液生化,除此之外还需检查以下几项:

(1)生物标志物:目前应用较为广泛,与脑卒中相关的生物标志物主要是脂肪酸结合蛋白(FABP)、神经元特异性烯醇化酶(NSE)和 S-100 蛋白。其中 FABP 又可分为心型脂肪酸结合蛋白(H-FABP)和脑型脂肪酸结合蛋白(B-FABP)。国外有研究表明单独指标的敏感性和特异性均有限,故推荐多项蛋白指标联合检测以提高脑卒中早期诊断的准确性。

(2)血液流变学检查:各种原因引起的血液黏滞度增高,红细胞变形能力下降,均可导致血流淤滞和缓慢,为缺血性脑卒中创造条件。通过血液流变学检查,可为进一步了解脑卒中危险因素提供依据。

(3)血液凝血功能检查:各种原因引起的血液高凝状态易于诱发血栓形成,检查凝血功能有助于了解相关危险因素。

(四)辅助检查

1. 颈部血管超声检查

脑、颈部血管超声检查是脑卒中筛查、术中检测、术后随访的最基本、最便捷的无创性检查,包括颈部血管超声和经颅多普勒超声检查。

颈部血管超声检查通常无禁忌证,具有无创伤、费用低、诊断准确率高等优势,不仅能够准确地判断颈部动脉狭窄的程度和范围,而且可以判断颈部动脉狭窄的形态和性质,为临床采取药物干预、颈动脉剥脱术、颈动脉支架置入术等治疗方法提供重要信息,适用于:①对正常人群或脑血管高危人群进行筛查;②对脑卒中病人进行评价;③对实施颈动脉内膜剥脱术病人进行术前、术中、术后的评价及随诊;④对实施颈部动脉、脑血管病变手术或介入治疗的病人进行评价及随访;⑤对不能接受脑血管造影的病人,脑、颈部血管超声检查是首选方法;⑥对无症状性颈部血管杂音、伴有心脏杂音或拟行心血管手术病人进行评价和随访;⑦对颈部有搏动性肿块,怀疑或确定有颈部血管疾病的病人,如颈动脉狭窄病人进行评价和随访。

2. 经颅多普勒超声(TCD)检查

经颅多普勒超声技术适用于动脉狭窄和闭塞、脑血管痉挛、脑血管畸形、颅内压增高、脑死亡、脑血液微栓子检测,颈动脉内膜剥脱术中监测、冠状动脉搭桥术中监测等。

3. 其他设备检查

如心电图、超声心动图等检查,执业人员应具有相关的执业医师资格、大型超声仪器上岗证。

4. CT血管造影(CTA)或MR血管造影(MRA)

高度怀疑为脑血管病或血管超声检查提示有脑、颈血管病变时,为辅助诊断及进一步评估病变程度,可行CTA或MRA检查。无创性检查技术检测结果的综合评估有利于提高脑、颈血管病变的诊断准确性。

5. 全脑血管造影术

目前全脑血管造影术(DSA)仍为脑血管疾病诊断的金标准,但是由于此项检查对设备和操作者的要求较高,且为有创性检查,故不宜用于脑血管病变的初步筛查和重复性检测,适用于脑血管病变,如动脉瘤、血管畸形等病变的确定诊断,明确脑出血及蛛网膜下腔出血的病因。

(五)筛查流程

脑卒中筛查流程可分成以下三步:

1. 基线调查和检测

（1）脑血管功能基线检测：对符合入选标准的对象进行脑血管功能检测，通过检测筛查出脑血管功能积分低于 75 分的脑卒中高危个体。

（2）脑卒中危险因素基线调查：对筛选出的脑卒中高危个体进行脑卒中危险因素基线调查，调查内容包括一般情况，高血压、心血管病、糖尿病、血脂异常病史，脑卒中家族史，体重指数高、吸烟、饮酒、缺乏体育锻炼等危险因素。

2. 脑卒中风险分层

根据脑血管功能检测获得的脑血管功能积分值对应的脑卒中危险度进行脑卒中风险分层。

（1）正常/大致正常人群：脑血管功能积分≥75 分，脑卒中相对危险度为 1 倍。

（2）脑卒中风险度轻度增高人群：脑血管功能积分为 50～74 分，脑卒中相对危险度为 5 倍。

（3）脑卒中风险度中度增高人群：脑血管功能积分为 25～49 分，脑卒中相对危险度为 7 倍。

（4）脑卒中风险度高度增加人群：脑血管功能积分为 0～24 分，脑卒中相对危险度为 14 倍。

3. 高危人群检测

脑血管功能积分＜75 分的高危人群应进行相应的体格检查、实验室检查和脑、颈部血管超声检查，CTA、MRA 检查，全脑血管造影术等。

（六）高危个体建档干预与健康管理

1. 健康管理档案建立

建档内容包括一般情况、脑卒中危险因素基线调查表、脑血管功能基线检测结果、健康教育和干预管理信息等。

2. 生活方式干预

通过一对一的生活方式指导、发放健康教育科普知识手册、组织健康教育科普讲座等方式进行生活方式干预，使高危个体改变不良生活习惯，养成健康的生活方式。

3. 危险因素干预

通过健康教育和医师对慢性病的诊治，治疗与控制高血压、心脏病、糖尿病、血脂紊乱等脑卒中的危险因素。

4. 重点药物干预

对建档干预管理的脑卒中高危个体，在生活方式和危险因素干预的基础上，应用脑安胶囊进行重点干预（2 粒/次，2 次/日），脑血管功能积分＜50 者，睡前加服 2 粒。必要时再根据指南建议选用他汀类药和抗血小板类药等其他干预药物。

5. 复查与随访

对脑血管功能积分≥75 分的人群，每年复查一次，记录并观察脑血管各项功能指标的变化；对脑血管功能积分＜75 分的脑卒中高危个体，每 3 个月至半年复查一次脑血管功能基线检测，并进行一次随访。随访内容包括生活方式的改变、危险因素治疗与控制、药物干预情况、心脑血管事件的发病情况。

（七）脑卒中筛查流程图

脑卒中筛查流程见图 3-2-1。

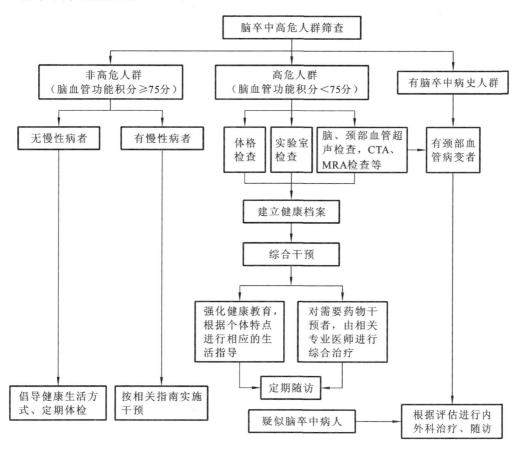

图 3-2-1　脑卒中筛查流程图

四、风险管理

（一）生活方式改变

1. 戒烟限酒

吸烟是男性和女性缺血性脑卒中的独立危险因素，戒烟可减少 50％ 的脑卒中危险。有世界医学权威杂志指出：男士吸烟同女士一样能导致中风，如及早戒烟可更进一步预防或治疗脑卒中所引发的危机。但是烟草依赖是一种慢性成瘾性疾病，戒烟不仅是一种生理矫正，更是一种心理行为矫正，因而自行戒烟率比较低，复吸率高。戒烟能否成功取决于个人、家庭、戒烟机构、社会环境和社会风气等多种因素。

过量饮酒对于脑血管系统的损害非常大，近年来调查资料表明，饮酒及血脂异常都是脑血管病的高危因素，但是目前各类研究中尚未有明确的关于饮酒与血脂及血脂与脑卒中关系的结论。因此,不提倡已经罹患脑血管疾病的病人饮酒。限酒的原则:酗酒或大量饮酒者一定要减量或戒酒;轻中度饮酒者如无重要脏器疾病则不一定要强制改变饮酒习惯,可由本人自行决定减量或戒酒;不饮酒者不推荐用少量饮酒作为预防心血管病的方法。限酒的标准为,男性酒精摄入量<25 g/d,根据不同酒类其酒精含量的不同比例计算饮酒量,即葡萄酒<150 mL,啤酒250~300 mL,白酒<50 mL,女性减半,孕妇不饮酒。

2. 膳食干预

膳食干预是脑血管病生活方式管理的重要措施之一,主要目标是控制血脂、血压、血糖和体重。2005年2月在美国新奥尔良召开的国际脑卒中大会上,强调了代谢综合征是脑卒中的独立危险因素,一个中年人的生活方式很难改变,但改变不良生活方式对预防脑卒中极为重要:低糖、低盐、低动物脂肪、低胆固醇等有益于脑卒中的一级预防。实施膳食干预应把握以下主要原则:

(1)注意平衡膳食:平衡膳食主要强调选择食物时应注意种类齐全和粗细搭配,使人体的营养需要与膳食供给之间保持平衡状态,保持能量摄入和能量消耗之间的平衡。

(2)正确摄入脂肪:

①控制饱和脂肪酸摄入,摄入充足的多不饱和脂肪酸:膳食脂肪摄入总量和饱和脂肪酸所占脂肪总量的比重均应控制在合理范围。每日烹调油用量应控制在20~30 g。脂肪提供的能量不超过膳食总能量的30%,其中饱和脂肪酸不超过总能量的10%。

②严格控制反式脂肪酸的摄入,摄入适量的单不饱和脂肪酸:反式脂肪酸摄入量应不超过膳食总能量的1%。应尽可能少吃反式脂肪酸含量高的奶油加工食品等。

(3)低胆固醇膳食:尽管目前没有充足的证据显示膳食胆固醇与脑血管疾病相关。但是,膳食胆固醇摄入过多不仅可以升高总胆固醇水平,而且往往伴随着摄入总热量的超标,因此仍应注意减少膳食胆固醇的摄入,尤其是对于胆固醇已经升高的人群,主要应限制富含胆固醇的动物性食物。

(4)严格限制盐的摄入:世界卫生组织推荐每日食盐摄入量不超过5 g,中国营养学会推荐中国居民成人每日食盐摄入量不超过6 g。为有效地限盐,加用食盐时可采用有计量单位的容器,食用包装食品时注意食品标签中标注的含盐量,在外就餐时告知服务员要清淡少盐等。

(5)适当补钾和钙:膳食中的钠钾比值与血压水平成正比,适当增加钾的数量有利于控制血压水平,建议选择富钾低钠盐和通过摄入大量的蔬菜、水果获得钾盐,不建议使用钾补充剂额外补钾。低钙膳食也容易引起血压增高,建议通过摄入富含钙的脱脂牛奶和大量的蔬菜、水果等补钙。

(6)摄入足量膳食纤维:膳食纤维每日摄入量为25~30 g,可通过摄入蔬菜、水果和全谷类食物来获取。

(7)摄入足量新鲜水果、蔬菜:中国营养学会推荐成人每日蔬菜摄入量为400~500 g,水果摄入量为200~400 g。建议多摄入当地应季新鲜蔬菜和水果,以补充足量的维生素和植物纤维。

(二)运动干预

适度、规律的锻炼是人们健康生活方式的一个重要组成部分,适度的体力活动可以通过增加心脑血管血流量、改善微循环、调整血压、降低血糖水平和减轻体重等,起到保护心脑血管的作用。运动时间和频率建议每周 5 日,每日 30 min 以上,每周累计时间 150 min 中等强度或 75 min 高强度的体力活动。具体运动时间和频率应根据自身年龄和健康状况而定,平时活动较少的人、心脑血管病高危人群和心脑血管病患病者应该遵循循序渐进的原则,初期有氧运动的强度和时间要适当减少,等适应一段时间后再视情况逐步增加运动量。对运动强度的研究表明,低至中等强度的运动保护心血管的作用最强,过强的运动对心血管的保护作用弱,甚至有害。

(三)控制血压

高血压是首发脑卒中已明确的独立危险因素,高血压占脑卒中风险的 $35\% \sim 50\%$。及时检出高血压人群是实施高血压干预的前提,血压计的合理选择和血压计的正确使用是及时检出高血压的关键。正确把握各人群血压测量的频率,并且针对高血压不同阶段的人群提供个性化的干预措施,可有效控制高血压的后续发展。此外,避免超重和肥胖也是防治高血压的重要措施之一,控制体重最关键的是保持能量摄入与能量消耗之间的平衡,对超重和肥胖者,应通过低热量膳食加适量运动的方法寻求能量负平衡方可达到减重的效果。

(四)糖尿病防控

糖尿病是缺血性脑卒中的主要危险因素之一,糖尿病病人中风的风险要比一般人高 $2 \sim 3$ 倍,且不受年龄和性别的限制。因此,对糖尿病的预防和治疗对于预防脑卒中也极为重要。糖尿病的防控分为生活方式管理(包括饮食管理、饮酒管理、运动管理、体重管理和戒烟管理)、血糖管理、血压管理和血脂管理。糖尿病前期病人应通过饮食控制和运动以降低糖尿病的发病风险,并定期随访,给予社会心理支持,以确保病人良好的生活方式能够长期坚持;定期检查血糖;同时密切关注其他心血管疾病危险因素(如吸烟、高血压、血脂紊乱等),并给予适当的干预措施。对于已是糖尿病的病人除要接受糖尿病前期病人的干预措施外,还需及时就医,接受相应干预,严格控制血糖水平。

(五)积极治疗心房颤动

心房颤动病人每年有 5% 的风险诱发脑卒中,心脏瓣膜房颤病人脑卒中的风险甚至更高。因此,心房颤动病人应积极治疗心房颤动,预防心房颤动发生。

(六)药物干预

1. 他汀类药物可以减少脑卒中的风险

高脂血症是动脉粥样硬化和缺血性脑卒中的危险因素。然而,有实验证明,他汀类药物可以减少约 15% 的脑卒中风险。

2. 抗凝药物可用于脑卒中预防

血小板聚集性增高是脑卒中又一个危险因素,这是由于动脉硬化和高血压病人血小板聚集性增高时,常发生一过性脑缺血或脑血栓。因而,抗血小板药物或抗血栓治疗能有效预防脑缺血,改善临床症状。

(七)手术预防

外科手术可用于消除动脉粥样硬化、狭窄所致的颈动脉缺陷,对颈动脉狭窄病人在中风后进行颈动脉内膜切除已证明同样有用。是否施行手术应基于病人的年龄、性别、狭窄程度、发病时间和病人的自我选择而定。

五、评估效果

2016年黄陂区人民医院每月均对辖区内居民进行脑卒中筛查,共筛查7135人,其中高危病例2855人,每月筛查的人数也在持续递增,具体筛查人数见图3-2-2。

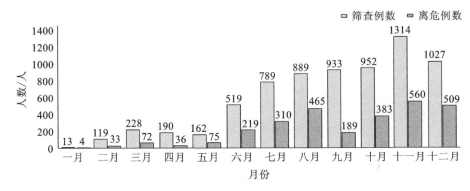

图 3-2-2 2016年黄陂区人民医院每月脑卒中筛查人数

第三节 肺癌筛查与管理

一、背景与目的

肺癌是我国乃至世界范围内患病率和病死率最高的恶性肿瘤,每年全球新发肺癌病人约130万人,同时约120万人因肺癌死亡,已超过因乳腺癌、结肠癌和前列腺癌发病死亡人数的总和。全世界每年逾51%的肺癌新增病例发生在亚洲,中国的肺癌死亡率显著高于全球水平,并处于持续增长状态。肺癌对国民的健康造成严重威胁,每年耗费国家巨大的医疗资源,给病人、家庭、社会带来沉重负担。因此对肺癌进行早期预防和健康管理尤为重要。全球正在积极探寻肺癌筛查与早期诊断的新技术与有效筛查路径。尽管近年来在治疗手段方面取得了一定进展,但是肺癌的患病率及病死率并未降低,主要原因是临床诊断的肺癌中有85%为晚期病例。如果能在早期阶段(尤其是Ⅰ期)诊断并进行手术切除,则肺癌的预后将显著改善。随着20世纪90年代起胸部低剂量CT(low-dose computed tomography,LDCT)技术的推广及近10年来高分辨率CT(high resolution computed tomography,HRCT)的快速发展,肺癌筛查研究进入HR-LDCT时代。基于2011年美国国家肺癌筛查试验(national lung screening trial,NLST)的随机对照研究结果,美国多家权威医学组织陆续推出了肺癌筛查指南,推荐在高危人群中进行HR-LDCT肺癌筛查。由于中国肺癌致病机制、经济发展水平、基层肺癌诊疗条件都与发达国家不同,同时我国目前还缺乏大样本、前瞻性筛查、随机筛查成本获益分析的循证医学研究数据,中国肺癌筛查与早期诊断的策略制定,不能照搬国外某一国模式或指南,需要政府、医学界加大对肺癌筛查与早期诊断的资源投入,开展更深入、更系统的研究。近年来,在我国国家层面上,已有部分肺癌筛查研究课题正在进行,部分省级相关部门亦十分重视,越来越多的医疗机构已开展或拟开展 HR-LDCT 肺癌筛查。2015 年,中华医学会放射学分会心胸学组根据我国国情,在《中华放射学杂志》刊载了《低剂量螺旋 CT 肺癌筛查专家共识》,为国内各医疗机构开展低剂量 CT 肺癌筛查提供指导。为顺利进行 HR-LDCT 肺癌筛查与健康管理项目,在黄陂区实践 HR-LDCT 肺癌筛查,并对肺癌高危人群实行系统性健康管理,特制订本实施方案。

二、主要危险因素

(一) 吸烟与被动吸烟

大量流行病学研究证实吸烟是导致肺癌的首要的危险因素,肺癌死亡有 87% 是由于吸烟所引起的。吸烟过程中可产生 40 多种致癌物质,其中与肺癌关系密切的主要有多环芳烃类化合物、苯、砷、丙烯、烟碱(尼古丁)、一氧化碳和烟焦油等,这些致癌物质可通过不同的机制,导致支气管上皮细胞 DNA 的损害,某些癌基因的激活、抑癌基因的突变和失活,导致细胞遗传信息转化癌变。长期及大量吸烟者患肺癌的风险比其他吸烟人群更高。研究发现,每日吸烟 2 盒以上的男性,肺癌的风险是正常人的 20.4 倍。吸烟量越大、吸烟时间越长,风险也越大。

不吸烟者每日被动吸烟 15 min 以上者定义为被动吸烟者。吸烟者吸烟时喷出的烟雾可散发超过 4000 种气体和粒子物质,大部分这些物质都是很强烈的刺激物,其中至少有 40 种在人类或动物身上可引致癌病。在抽烟者停止吸烟后,这些粒子仍能停留在空气中数小时,可被其他非吸烟人士吸进体内,刺激眼、鼻和咽喉,明显地增加非吸烟者患上肺癌的机会。

(二) 职业暴露

职业接触化学致癌物、职业接触粉尘和工作场所通风不良等是肺癌的重要危险因素。长期接触铀、镭等放射性物质及其衍化物,致癌性碳氢化合物、砷、铬、镍、铜、锡、铁、煤焦油、沥青、石油等高致癌物质的工人易患肺癌。芬兰的一项研究表明有石棉暴露史的工人明显患肺癌的风险是其他人群的 17 倍。我国云南个旧地区工人肺癌发病率高达 400 多/(10 万)(同期全国男性肺癌发病率约为 22/(10 万))。对个旧地区矿工及冶炼工砷职业暴露人群的调查发现,过去长期暴露于高砷作业环境中,其肺癌发病率为个旧地区非砷职业暴露人群的 4~12 倍。

(三) 空气污染

由于全球工业化的发展,大气污染日益严重,空气质量下降,污染的空气中包含有固体、液体颗粒和气体成分,这些来源、组成及大小不断变化的粒子中含有烟灰、酸性冷凝物、硫酸盐和硝酸盐,且很容易被人体吸入。大量研究证实,工业发达国家肺癌的发病率高,城市人口的肺癌发病率高于农村,工业城市的肺癌发病率远超出其他城市。特别是在北京、上海、广州等现代化大城市,据 1992 年肺癌发病率和死亡率的统计资料显示,北京地区发病率为 43.3/(10 万),死亡率为 35.6/(10 万);上海地区发病率为 71.5/(10 万),死亡率为 62.0/(10 万);武汉地区的发病率为 48.7/(10 万),死亡率为 40.9/(10 万);而在经济相对落后的西藏地区,肺癌发病率和死亡率均在 10.0/(10 万)左右。由此可见,沿海和经济发达城市肺癌发病率显著高于经济不发达地区。

除室外空气污染外,室内空气污染有时更为严重。室内空气污染主要来自生火、烹饪和吸烟。环境烟雾无法避免,研究发现环境烟雾中含有将近 43 种致癌物,较长时间暴露于污染空气中,使人体肺癌发生风险大大提高。全球每年因室内空气污染而导致死亡的人数达 280 万人,在中国尤为严重,我国每年由室内空气污染引起的超额死亡人数达 11.1 万人。据 2000 年《北京市餐厅、咖啡厅室内空气质量状况研究》报告,室内可吸入颗粒物、二氧化碳、噪声、温度和湿度严重超标,超标率分别高达 75%、72%、72%、69% 和 69%。另外,在 1975 年全国死因调查中发现云南宣威地区是我国肺癌高发地区,当地居民长期使用劣质烟煤和特有的"火塘"所致严重的室内空气污染是造成肺癌高发的主要原因。

(四)饮食因素

肺癌的发病与我们的日常生活饮食也有密切的关系。近年来,部分流行病学和病因学研究表明,脂肪对肺癌发生具有促进作用,过多摄入动物脂肪会大大增加女性患肺癌的风险;胆固醇的摄入量与肺癌发生的风险成正比。随着经济的发展,未来中国人群的肺癌发生率会增加。随着社会经济状况的不断改善,中国人民的生活正从温饱型过渡到小康型,动物性食物摄入也越来越多,这也是导致中国人群肺癌发生率升高的另一重要原因。

(五)家族集聚性

肺癌表现出一定的家族集聚性,家族史阳性者一级亲属患肺癌的风险是阴性者的1.58倍。肺癌家族集聚性研究将吸烟导致肺癌的病人的非吸烟亲属与不吸烟者的非吸烟亲属比较,按性别、年龄和种族配对比较后发现,肺癌病人的非吸烟亲属的肺癌发病率和死亡率均显著升高。

(六)遗传易感性

越来越多的研究表明遗传易感性与肺癌的关系不可忽视。其中,致癌物代谢酶基因、DNA 修复基因和抑癌基因与肺癌易感性的关系目前研究较多。致癌物代谢酶基因包括细胞色素 P450、谷胱甘肽转硫酶等,代谢酶基因多态性与肿瘤易感性密切相关,会显著提高中国人的肺癌易感性,且与吸烟有协同作用。DNA 修复基因也与肺癌易感性密切相关。细胞 DNA 常常遭受致癌物的损伤,如果不立即修复就容易发生突变,所以 DNA 修复机制对保护细胞基因组免受环境因素的损伤、保持细胞基因组 DNA 完整性至关重要。抑癌基因的突变失活是肺癌发生的重要机制,但与肺癌的关系研究结果不一。抑癌基因的缺失、突变可导致细胞异常增殖,从而形成肿瘤。

三、筛查手段和流程

(一)筛查手段

(1)区人民医院各临床科室、体检科及各卫生院、社区卫生服务中心按筛查对象纳入标准初筛,并进行现场问卷调查。

(2)符合标准的初筛对象携带"调查问卷",前往区人民医院放射科 CT 室(黄陂区低剂量 HRCT 肺癌筛查中心)预约时间,并签署知情同意书;放射科 CT 室指定相关人员为纳入筛查对象建立档案(内容包括一般信息、肺癌高危因素调查表等),并上传至本地区健康管理平台。

（3）放射科 CT 室使用 Toshiba Aquilion 64 排螺旋 CT 实施低剂量肺癌筛查的扫描方案，具体如下：

①基线 LDCT（baseline LDCT）：第 1 次行 LDCT 筛查肺癌。

②年度复查（年度筛查）LDCT（annual repeat LDCT）：基线 CT 扫描以后，每年做 1 次 LDCT 肺癌筛查。

③随诊 LDCT（follow-up LDCT）：检出的肺内结节需在 12 个月内进行 LDCT 复查，部分人员需持续 3 年（或以上）复查。

④扫描范围为肺尖至肋膈角尖端水平。病人仰卧，双手上举，采取吸气末单次屏气扫描；螺旋扫描模式，建议螺距设定≤1 mm，机架旋转时间≤1.0 s，扫描矩阵设定为不低于 512×512，并采用大视野（FOV＝L）；对新一代迭代重建技术，可使用 100 kV、低于 30 mA 作为扫描参数；无间隔重建，重建层厚 0.35 mm；采用高分比率算法重建。扫描时开启 "dose report（剂量报告）" 功能，以便以常规方式存储机器自动生成的剂量报告。

（4）HR-LDCT 图像的分析、记录。

①阅片：a. 在工作站或 PACS（影像归档和通信系统）进行阅片，使用专业显示器；b. 采用纵隔窗（窗宽 350～380 HU、窗位 25～40 HU）及肺窗（窗宽 1500～1600 HU，窗位－650～－600 HU）分别进行阅片；c. 采用多平面重组（MPR）及最大密度投影（MIP）阅片，MPR 多方位显示肺结节的形态学特征。

②结节分析与记录：结节按照密度分为实性、部分实性及非实性（即纯磨玻璃密度）结节。实性结节（solid nodule）病灶完全掩盖肺实质；部分实性结节（part-solid nodule）病灶遮蔽部分肺实质；非实性结节（nonsolid nodule）病灶没有遮盖肺实质，支气管和血管可以辨认。（标注结节所在图层编号，完整报告肺结节部位、密度、大小、形态等，并给出随诊建议。对随诊 CT，比较结节变化，同时记录其他异常，如肺气肿、肺纤维化等肺部其他疾病，冠状动脉钙化，扫描范围内其他异常发现。）

基线 HR-LDCT 筛查发现的结节分为两类：

①肯定良性结节或钙化结节：其特征为边界清楚，密度高，可见弥漫性钙化、中心钙化、层状钙化或爆米花样钙化。

②性质待确定结节：通常指非钙化结节，对于此类结节的随诊至少需要 2 年，对非实性钙化结节的随诊需要更长时间。

基线 HR-LDCT 检出的结节随诊方法：

①实性或部分实性非钙化结节：a. 直径≤6 mm 的 1 个及多个，HR-LDCT 至少 2 年复查 1 次。b. 直径为 6～8 mm 的，3 个月内复查 HR-LDCT，若无增大，则建议 6 个月内复查 HR-LDCT，仍无增大，进入下一年度复查队列；若结节增大，则建议行外科手术。c. 直径＞8 mm，建议行 PET-CT 检查，若不怀疑恶性，则 3 个月后复查 HR-LDCT；若怀疑恶性，建议活检或手术治疗。

②非实性结节：a. 对直径≤5 mm 的非实性结节，建议年度复查，至少 2 年，如果增大或实性成分增加，建议 3～6 个月后复查或考虑外科手术。b. 直径＞5 mm 的，6 个月内复查 HR-LDCT，若结节无增大，则进入年度复查；若结节增大，则建议行外科手术。c. 直径＞10 mm 的，3～6 月内复查 HR-LDCT，若结节无增大，则建议 6～12 个月内复查、活检或行外科手术；若结节增大，或变为实性或部分实性结节，则建议外科手术。

年度 HR-LDCT 复查阳性结果及处理方法：

①新发现的实性或部分实性非钙化结节。

②新发现的非实性结节。

③基线筛查发现的非钙化结节体积增大，包括整个结节增大、结节实性部分增多和非实性结节中出现实性成分。

对①、②、③三种结果的处理方法：a.对于新发现疑似炎性病灶，抗感染治疗 1～2 个月后行 HR-LDCT 复查：如果新结节部分吸收，影像随诊至吸收或稳定，则进入下一年度复查队列；若复查病灶未吸收或体积增大，建议行 PET-CT 检查。PET-CT 检查，若不怀疑恶性，则 3 个月后复查 HR-LDCT；若怀疑恶性，建议活检或手术治疗。b.对于新发现的实性或部分实性或非实性结节按照基线 HR-LDCT 筛查方案。

（二）高危个体健康干预与管理

（1）对于基线 HR-LDCT 筛查结果阴性及年度 HR-LDCT 阴性的高危人群，通过生活方式指导、发放健康教育科普知识手册、组织健康教育科普讲座等方法进行健康干预，促使高危群体改变不良生活习惯，脱离高危因素，养成健康的生活方式。

（2）按照放射科基线 HR-LDCT 阳性及年度 HR-LDCT 复查阳性结果处理方法进行健康干预，提醒并督促筛查人员按时、按要求进行筛查或进行相关临床干预。

（三）技术路线图

肺癌筛查技术路线图见图 3-3-1。

四、风险管理

（一）控制吸烟

吸烟是引起肺癌的最重要的危险因素，控制吸烟是肺癌风险管理的中心内容。目前采取预防吸烟、戒烟指导，防止被动吸烟以及立法为基础的综合控制措施。加强控烟立法，做好在公共场所禁止吸烟的监督工作，创造无烟环境；加强宣传，改变居民对吸烟的认知，提高居民的自我保健意识和能力。坚持吸烟健康教育的长期观察、随访和评价，对于体检人群中的吸烟者采用 5A 法进行干预，"5A"指询问（ask）、建议（advice）、评估（assess）、帮助（assist）和安排随访（arrange），在专业的戒烟门诊，系统进行戒烟相关知识、技能、药物、心理辅导、行为干预及追踪随访等综合措施。对二手烟危害加强宣传教育，重点落实青少年吸烟防控工作，加强烟草健康教育。

（二）职业防护

严格执行国家颁发的排放标准和卫生标准，对居民进行环保教育，对开采放射性矿石的矿区，应采取有效的防护措施，尽量减少工作人员受辐射的剂量。对暴露于致癌化合物中的工作人员，必须采取各种切实有效的劳动防护措施，降低暴露水平，避免或减少与致癌因子的接触，加强个人生产防护。在实施职业性肺癌的风险干预中，重视戒烟与控烟教育，强调保护非吸烟者的健康权益。

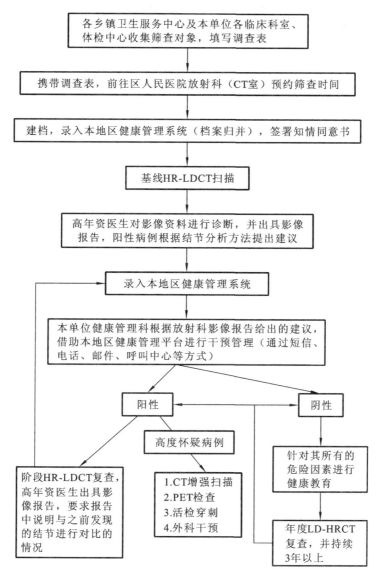

图 3-3-1 肺癌筛查技术路线图

（三）膳食干预

肺癌饮食预防主要是通过饮食或其中的营养成分来干预癌前病变,增强病人免疫力,预防肺癌的发生和分化逆转肿瘤细胞来达到预防肺癌和控制肺癌的目的。美国癌症研究所和中国医学科学院肿瘤研究所在云锡矿工肺癌的研究中,发现十字花科蔬菜(如油菜、卷心菜、大白菜、花椰菜、芜青等)对癌症的防护作用非常突出。还发现葱蒜类对肺癌的防护作用,其有效成分可能是类胡萝卜素及其复合物。在该矿的研究中,研究发现多吃豆腐,适量吃肉类和蛋类也有防护作用。食物中的饱和脂肪酸是肺癌的一个高危因素,因此要少吃煎炸、油腻的食物;烟熏、烧烤食物含强致癌物质苯并芘,因此要少吃;红肉在高温加工过程中会产生致癌物质胺环,促使人增加患肺癌的风险,因此也不可过多吃红肉,此外还要少吃高糖、辛辣刺激的食物。

（四）药物干预

肺癌的药物干预是旨在通过使用药物来干预癌前病变，预防肺癌发生或使肿瘤细胞分化逆转，从而达到预防和控制肺癌的目的。动物实验已证实 N-乙酰半胱氨酸（NAC）、异硫氰酸盐等在肺癌预防中有明显预防作用。目前研究最多的化学预防物质是抗氧化类维生素，如维生素 A、维生素 E、维生素 C 等，其中以维生素 A 类最重要，包括天然维生素 A 及其脂类，维生素 A 的食物对降低肺癌的危险性有一定作用。

五、评估效果

（一）早期肺癌检出率

早期诊断是提高肺癌生存率最有效的手段，通过对肺癌高危人群的低剂量 HRCT 筛查，统计本地区早期肺癌检出率，并与既往我国大数据统计公布的早期肺癌检出率相比较，评价在高危人群中进行低剂量 HRCT 肺癌筛查的效果与必要性。

早期肺癌检出率＝LDCT 筛查确诊早期肺癌人数/筛查总人数×100%。

（二）早期肺癌管理率

肿瘤早期阶段（尤其是 I 期肺癌）进行手术切除并进行健康干预和指导，将显著改善肺癌预后，早期诊断并及时干预是改善预后最重要和有效的途径。

早期肺癌管理率＝早期肺癌病人接受健康管理人数/LDCT 筛查确诊早期肺癌人数×100%。

（三）健康管理干预在肺癌高危人群的覆盖率

通过对参加筛查的高危人群进行健康干预，与未参加筛查的高危人群相比较，评价本地区健康管理干预的效果与必要性。

肺癌高危人群健康管理覆盖率＝参加筛查的高危人群接受健康管理人数/参加筛查的高危人群数×100%。

（四）筛查的成本-效益分析

通过对肺癌高危人群的低剂量 HRCT 筛查，统计本地区早期肺癌检出率，并与既往我国大数据统计公布的早期肺癌检出率相比较，评价在高危人群中进行低剂量 HRCT 肺癌筛查的效果与必要性。

附录A 黄陂区人民医院——健康管理中心学术成果展示

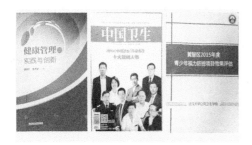

附图 A-1

（参与编写医院健康管理相关书籍与文章的撰写）

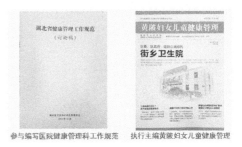

参与编写医院健康管理科工作规范　　执行主编黄陂妇女儿童健康管理

附图 A-2

（参与编写医院健康管理规范）

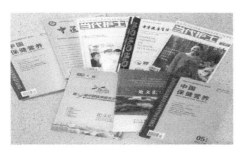

附图 A-3

（在诸多期刊上发表学术论文）

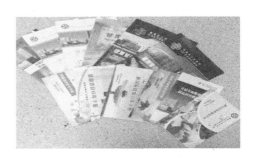

附图 A-4

（编印各类健康管理书籍）

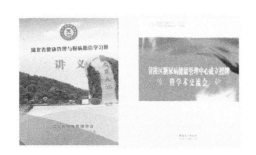

附图 A-5

（多次举办健康管理学术活动）

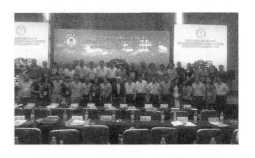

附图 A-6

（糖尿病早期筛查与防治国际论坛暨健康体检筛查糖
代谢异常适宜技术应用学习班——湖北省健康管理
学会第五届学术年会）

附录B 黄陂区人民医院——领导视察影像

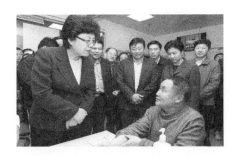

附图 B-1

（2015 年 4 月 2 日国家卫计委主任李斌到我院调研指导）

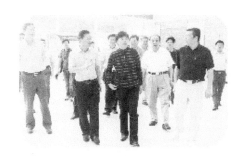

附图 B-2

（2015 年 6 月 7 日国家卫计委副主任崔丽到我院调研指导）

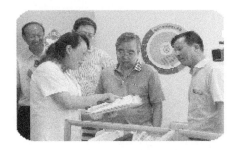

附图 B-3

（2015 年 7 月 10 日国家卫计委宣传司司长毛群安
到我院调研指导）

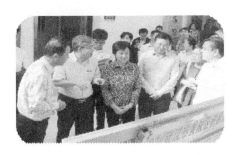

附图 B-4

（2015 年 10 月 14 日国家卫计委纪检组组长陈瑞萍
到我院调研指导）

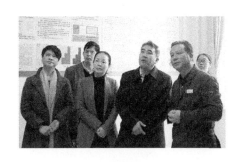

附图 B-5

（2017 年 2 月 18 日国家卫计委家庭发展司司长王海东
到我院调研指导）

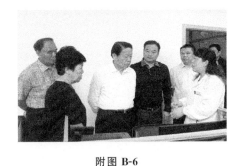

附图 B-6

（2015 年 10 月 18 日原卫生部副部长、原中国健康
教育促进与教育协会会长殷大奎到我院调研指导）

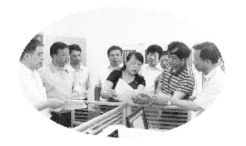

附图 B-7

（国家卫计委疾病预防控制局局长于竞进到我院调研指导）

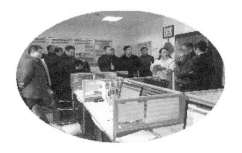

附图 B-8

（2016 年 12 月 28 日全国政协委员医改调研组到我院调研指导）

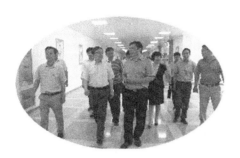

附图 B-9

（2015 年 7 月 15 日国家卫计委基层卫生
司副司长聂春雷到我院调研指导）

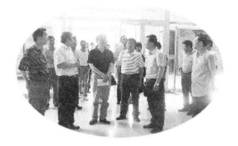

附图 B-10

（国家卫计委基层卫生司副司长诸宏明到我院调研指导）

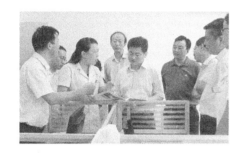

附图 B-11

（国家卫计委疾控局副局长、全国爱卫办副主任张勇
到我院调研指导）

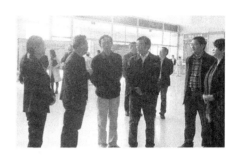

附图 B-12

（2017 年 3 月 28 日国家卫计委扶贫办到我院调研指导）

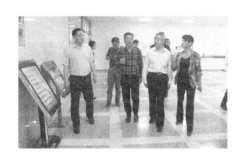

附图 B-13

（2017 年 5 月 9 日北京中卫集团到我院调研指导）

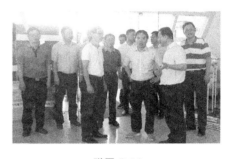

附图 B-14

（省卫计委主任杨云彦、市卫计委主任陈红辉
到我院调研指导）

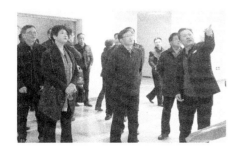

附图 B-15

（2017 年 3 月 23 日武汉市委副秘书长张河山到我院调研指导）

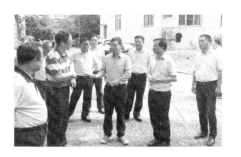

附图 B-16

（市卫计委党委书记朱宏斌到我院调研指导）

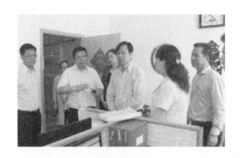

附图 B-17

（2015 年 5 月 11 日省市卫计委领导到我院调研指导）

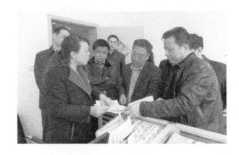

附图 B-18

（2015 年 3 月 27 日省科技厅领导到我院调研指导）

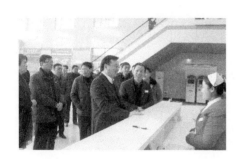

附图 B-19

（武汉市黄陂区委书记吴祖云到我院调研）

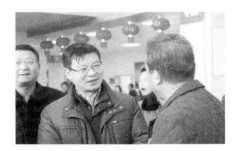

附图 B-20

（武汉市黄陂区长曾晟到我院调研）

参 考 文 献

[1] 李莉. 重庆主城基本公共卫生服务中老年人健康管理的现状、需求及对策研究[D]. 重庆：第三军医大学，2016.

[2] 郭玉琳，谭晓东，刘羽中，等. 湖北部分城市成年人水果蔬菜摄入情况及影响因素[J]. 公共卫生与预防医学，2016，27(05)：82-85.

[3] 季铁鑫，卢舒奕，王丹，等. 哈尔滨市慢性病社区健康管理调查研究[J]. 中国初级卫生保健，2016，30(10)：37-39.

[4] 邓芷晴，冯仁杰，张云权，等. 武汉市江岸区2006—2013年肿瘤流行状况分析[J]. 肿瘤防治研究，2016，43(09)：796-800.

[5] 高旭东，张平，孔婵，等. 肺结核巩固期患者服药依从性及其影响因素研究[J]. 护理学报，2012，19(12A)：12-15.

[6] 周娜，侯爱和，刘丽，等. 糖尿病高危足患者负性情绪与生存质量的相关性研究[J]. 中国医药导报，2012，9(31)：118-120.

[7] 高旭东. 肺结核巩固治疗期患者服药依从性的现况及干预效果的研究[D]. 衡阳：南华大学，2013.

[8] 谭晓东，谢倩. 第三次卫生革命的目标：健康社会的愿景与现实[J]. 公共卫生与预防医学，2016，27(5)：1-3.

[9] 季铁鑫. 哈尔滨市慢性病社区健康管理调查研究[D]. 哈尔滨：黑龙江中医药大学，2016.

[10] 张颖杰，方艳春，李国平，等. 社区中老年高血压患者服药遵从行为及其影响因素研究[J]. 护理学杂志，2010，25(03)：13-15.

[11] 周娜，侯爱和，刘丽，等. 保护动机理论在糖尿病高危足干预中的应用[J]. 护理学杂志，2013，28(05)：67-70.

[12] 陶箐. 城镇老年人健康管理个性化服务模式研究[D]. 武汉：华中科技大学，2013.

[13] 陈先波. 基于信息技术的健康管理模型研究[D]. 武汉：华中科技大学，2012.

[14] 谭晓东，黄希宝. 健康管理的实践与创新[M]. 武汉：华中科技大学出版社，2016.

[15] 谭晓东，祝淑珍，谢棚印，等. "健康中国"背景下健康管理的发展思路[J]. 公共卫生与预防医学，2015，26(06)：1-4.

[16] 谭晓东. 第三方评估健康管理实践效果(对策篇)[N]. 医药经济报，2015-03-23(02).

[17] 谭晓东. 第三方评估健康管理实践效果(挑战篇)[N]. 医药经济报，2015-03-02(02).

[18] 陈君石，李明. 个人健康管理在健康保险中的应用-进展与趋势[A]. 中华预防医学会第二届学术年会. 中国河北香河. 2006.

[19] 黄建始，陈君石. 健康管理在中国的历史、现状和挑战[J]. 中华全科医师杂志，2007，6(01)：45-47.

[20] 周娟. 凯撒医疗管理模式及其对中国商业健康保险的借鉴意义[J]. 人力资源

管理,2015(8):14.

[21] 金彩红. 芬兰健康管理模式的经验[J]. 中国卫生资源,2007,10(06):312-313.

[22] 董民华. 健康管理在糖尿病患者社区干预效果评价[D]. 苏州:苏州大学,2016.

[23] 魏林雪. 1992—2011 年太阳能研究的文献计量分析[D]. 天津:天津大学,2012.

[24] 朱亮,孟宪学. 文献计量法与内容分析法比较研究[J]. 图书馆工作与研究,2013(06):64-66.

[25] 黄宝晟. 文献计量法在基础研究评价中的问题分析[J]. 研究与发展管理,2008,20(06):108-111.

[26] 胡康林. 基于文献计量法的国内档案知识管理研究分析(2000 年～2012 年)[J]. 档案管理,2013(04):69-71.

[27] 周瑛达. 基于文献计量的我国互联网金融研究(2011—2014)[J]. 现代情报,2015,35(04):93-97.

[28] 李江,刘源浩,黄萃,等. 用文献计量研究重塑政策文本数据分析——政策文献计量的起源、迁移与方法创新[J]. 公共管理学报,2015,12(02):138-144.

[29] 王春鹏,王壮,王爽. 健康管理研究领域关键词共词分析[J]. 现代预防医学,2016,43(07):1271-1275.

[30] 邹菲. 内容分析法的理论与实践研究[J]. 评价与管理,2006(04):71-77.

[31] 宋巧枝,方曙. 基于文献统计分析法的专利计量分析研究[J]. 现代情报,2008,37(02):125-126.

[32] 秦长江. 基于科学计量学共现分析法的中国农史学科知识图谱构建研究[D]. 南京:南京农业大学,2009.

[33] 刘启元,叶鹰. 文献题录信息挖掘技术方法及其软件 SATI 的实现——以中外图书情报学为例[J]. 信息资源管理学报,2012(01):50-58.

[34] 张晓瑜,邹凯,毛太田. 国内图书情报领域大数据研究进展[J]. 图书馆学研究,2015(24):2-8.

[35] Xudong Gao, Zhenkun Wang, Chan Kong, et al. Trends of esophageal cancer mortality in rural China from 1989 to 2013:an age-period-cohort analysis[J]. International Journal of Environmental Research and Public Health,2017,14(3):218.

[36] Zhenkun Wang, Junzhe Bao, Chuanhua Yu, et al. Secular trends of breast cancer in China, South Korea, Japan and the United States:application of the age-period-cohort analysis [J]. International Journal of Environmental Research and Public Health,2015,12(12):15409-15418.

[37] Gonghuan Yang, Lingzhi Kong, Wenhua Zhao, et al. Health system reform in China 3 emergence of chronic non-communicable diseases in China[J]. Lancet,2008,372(9650):1697-1705.

[38] Liu He, Wenhui Shi. Quantitative analysis of population aging on mortality disparities for major non-communicable diseases in China[J]. Chinese Journal

of Disease Control & Prevention,2016,20:121-124.

[39] Xudong Gao, Xiaodong Tan, Ying Zeng, et al. Serum ARID1A acts as a potential diagnostic biomarker for gastric cancer[J]. International Journal of Clinical and Experimental Pathology,2016,9(10):10313-10319.

[40] J. Lv, M. Liu, Y. Jiang, et al. Prevention and control of major non-communicable diseases in China from 1990 to 2009: results of a two-round Delphi survey[J]. Glob Health Action,2013,6:20004.

[41] M. Murphy. Mentoring students in medicines management[J]. Nurs Stand, 2012,26(44):51-56, 58.

[42] L. J. Edwards, A. Moises, M. Nzarambaet, et al. Implementation of a health management mentoring program: year-1 evaluation of its impact on health system strengthening in Zambezia Province, Mozambique[J]. Int J Health Policy Manag,2015,4(6):353-361.

[43] L. V. Lapao. Seriously Implementing Health Capacity Strengthening Programs in Africa: Comment on "Implementation of a Health Management Mentoring Program: Year-1 Evaluation of Its Impact on Health System Strengthening in Zambezia Province, Mozambique"[J]. Int J Health Policy Manag, 2015,4(10):691-693.

[44] T. D. Moon, L. J. Edwards, S. H. Vermund. Health Management Mentoring for Health Systems Strengthening: A Response to Recent Commentaries [J]. Int J Health Policy Manag,2015,4(11):793-794.

[45] Aimin Zhou. The application of series model in bibliometrics[J]. Mathematics in Practice and Theory,2013,43:136-141.

[46] Filipe Quevedo-Silva, Eduardo Biagi Almeida Santos, Marcelo Moll Brandaoet al. Bibliometric study:guidelines on its application[J]. Revista Brasileira de Marketing,2016,15(2):246-262.

[47] Fiorenzo Franceschini, Domenico Maisano, Luca Mastrogiacomo. A novel approach for estimating the omitted-citation rate of bibliometric databases with an application to the field of bibliometrics[J]. Journal of the American Society for Information Science and Technology,2013,64(10):2149-2156.

[48] Huimei Shi, Yanbo Zhu, Qi Wang. A bibliometrics analysis of application status of TCM constitution questionnaire[J]. Journal of Traditional Chinese Medicine,2013,54:1507-1510.

[49] Dennis F. Thompson, Cheri K. Walker. A descriptive and historical review of bibliometrics with Applications to Medical Sciences[J]. Pharmacotherapy, 2015,35(6):551-559.

[50] Lutz Bornmann, Andreas Thor, Werner Marxet, et al. The application of bibliometrics to research evaluation in the humanities and social sciences: An exploratory study using normalized Google Scholar data for the publications of a research institute[J]. Journal of the Association for Information Science and

Technology,2016,67(11):2778-2789.

[51] Xuemei Wang, Mingguo Ma, Xin Liet, et al. Applications and researches of geographic information system technologies in bibliometrics[J]. Earth Science Informatics,2014,7(3):147-152.

[52] Sorin Avram, Victor Velter, Ioan Dumitrache. Semantic analysis applications in computational bibliometrics[J]. Control Engineering and Applied Informatics,2014,16(1):62-69.

后　　记

健康管理自 2001 年引入中国后,在临床医学和公共卫生与预防医学领域得到广泛运用,并不断创新和发展。尤其是 2016 年中共中央、国务院印发《"健康中国 2030"规划纲要》,要求各地区各部门结合实际认真贯彻落实健康中国纲要,健康管理更是得到了全社会的广泛认可。目前以健康为主题的各类会议、培训增多,各省分会都在纷纷成立健康管理学分会,先进的理念不断发展和推广,人们的健康观也逐渐从"以疾病为中心"向"以健康为中心"转变。

我国现代的健康管理是最近 15 年才有的一个新兴行业,处于探索和起步阶段。2001 年第一家健康管理公司正式注册成立;2005 年国家设立健康管理师职业并于 2006 年成立健康管理师专家委员会,规范健康管理师队伍建设;再到 2008 年,全国所有地级以上城市、98％的市辖区都以社区卫生服务中心为平台开展健康管理;直到现在健康管理的发展进入一个新阶段,其服务和发展模式已经成为政府和人民广泛认可的一种手段,近二十年的实践证明健康管理是促进健康的重要手段之一。在健康管理的发展中,体检行业取得的进步尤为惊人,截止 2016 年,我国健康管理机构(体检中心)有 12000 余家,每年服务人群超过 6 亿人次,年产值 1000 多亿,体检中心开展健康管理服务已正式成为我国健康服务业或者健康产业的一个新业态。

虽然国内健康管理取得了长足的发展,但是在健康评估、健康维护、服务模式、服务范围、学术理论和技术研究上等都与国际水平存在差距。健康管理的从业人数没有准确的数据,享受科学、专业的健康管理服务的人数只占总人数的万分之二,与美国 70％的居民能够在健康管理公司或企业接受完善的服务相距甚远。因此笔者提出,在今后的健康管理发展中仍需要关注以下几个方面:

一、加强健康管理的学科建设。目前我国健康管理学科建设不足,尤其是健康管理的基础学科与应用学科发展不足。随着健康管理学术理论研究与实践探索的不断深入,健康管理得到了国家、业界及公众的认可,初步建立了健康管理的基本学科体系、技术方法学体系及职业技能体系等。健康管理学科体系涉及学科理论体系、研究方法、服务内容等方面,内容涉及健康监测、风险评估、健康干预及追踪、慢性风险筛查与管理等。但纵观全球健康管理相关研究,发现我国乃至全世界,尚未有完整的健康管理学类书籍,健康管理的理论体系仍需要进一步完善。

二、完善综合性医院的健康管理的目标与职能。医联体是当前深化医改的主要手段之一,但仅仅有医联体是不够的,还需要将医联体向健康管理联合体发展。只有健康管理联合体的发展,才能真正地实现"以疾病为中心"向"以健康为中心"的转变。

三、实现健康管理在综合性医院的全覆盖。目前的健康管理主要集中在慢性病管理上,尤其是以健康体检为中心环节。然而,现代健康管理要实现"以健康为中心",至少要做到医院各个科室将健康管理理念覆盖至院前、院中和院后各个环节;不仅如此,综合性医院的健康管理更要体现在慢性病的筛查、管理、干预、追踪的全过程,只有这样才能实现健康管理在综合性医院的全覆盖。

四、开拓非医学服务市场。健康管理服务涉及疾病诊断、健康教育、健康促进、疾病康复等诸多服务。健康服务业兼具健康产业和现代服务业的双重属性,综合了健康产业和现代服务业的特征和优势,是最具潜力、最具发展前景的服务行业。其特点有服务对象广泛、服务周期长、服务层次多样化等。健康管理服务业的这些明显的特点在医学服务行业具有独特的优势,然而在非医学服务市场上亟待加强。

五、注重健康的效益成本。在市场经济化的今天,一切服务逐渐被定量化,健康也不例外。健康管理一定程度上可以将健康的效益成本量化,然而由于发展的不成熟、监测方法和技术的欠缺,健康管理服务相关的成本效益与效用等难以估量和预测,在今后的发展中应该更加注重健康的效益成本,这也是今后发展的主要目标之一。

中国是人口大国,人们的健康问题不容忽视。如果仅仅依赖医生,而不呼吁个人参与到健康管理服务是万万不行的。当务之急就是要全面转变健康理念,让每个人意识到健康是与个人息息相关的,加强自我健康意识,转变健康管理理念,即要普及健康生活,倡导健康自我管理。树立健康观念和健康发展观,提高健康素养和自我健康管理的能力,创造健康生活,养成良好的健康行为习惯,将健康融入所有生活,以健康行动获取健康成效。

健康管理是一个朝阳产业,是以维护和促进人民群众身心健康为目的的医疗、非医疗服务业及相关产业的总称,包括药品、器械、保健用品、保健食品、健身产品等的研发、生产、加工制造、销售技术产品服务等。大健康的新业态比如智慧健康服务、营养保健品、健康旅游、健康文化、健康智慧养老,还有健康金融、健康会议会展等还有进一步探索的空间,相信经过不断的努力,这些问题和空间会逐渐地缩小,健康产业才能做大,才能给老百姓带来健康福祉。相信健康管理的学科与产业一定会蓬勃发展。